歯周病なんか怖くない

やさしい

村上伸也 編
大阪大学歯学部附属病院
口腔治療・歯周科

HANDAI Livre
061
大阪大学出版会

目　次

はじめに

1. 歯はこんなに大事です

「歯や口の役割は何でしょう?」と尋ねられると、多くの方が「食べ物をこまかく砕いて、飲み込むこと」を一番に挙げられるようです。これは人間が生物として、栄養を摂取するための役割ですが、言葉や表情で細かなコミュニケーションをとる我々人間では、歯や口はその他にも多くの役割を持っています。たとえば、通常、話しをしたりカラオケを歌っているときに意識することはありませんが、そんなときにも、歯や口は大切な役割を演じてくれていることに気づくはずです。

また、いきいきとした表情を作る上でも、歯の存在は欠くことができません。ある朝、前歯が一本なくなっていたら、その日一日、自信を持って笑顔をつくれるでしょうか。明眸皓歯《めいぼうこうし》という言葉は、ぱっちりとした明るい瞳と白く輝く歯を意味し、杜甫《とほ》が楊貴妃の美しさを偲《しの》んだ詩の中にも表されているように、白く美しい歯は古来より美人の条件にも挙げられてきました。

さらに、何よりも「食べる」ということが「栄養をとる」ということ以上の大切な意味を持つことを、これも無意識に、誰もがよく知っていると思います。楽しいことや嬉しいことがあるとき、ストレス解消の飲み会のとき、気持を一つにする場では、私たちは家族や仲間と集い、食事やお酒を楽しみます。食べることの楽しみは、老若男女を問いません。

一人暮らしを始めた人や海外で長く生活している人は、お母さんの作ってくれた家庭料理や、日本で食べていた普段の食べ物を懐かしく思い出し、それを食したときに、体のみならず気持ちにも活力が満ちることを、経験したことがあるはずです。

ところが、原因はさまざまでしょうが、歯にかかわる病気が理由でその楽しみに制限が加わるということは、私たち歯科医師にとって大変残念でならないことなのです。

2. 歯と歯ぐきには歯医者さん

かかりつけの医師・歯科医師を持つことが大切だということは、今では広く認識されています。しかしながら「歯医者さん」は、多くの人にとっては「痛くなったら、（しぶしぶ）診てもらうところ」というのが、依然として正直な気持ちのようです。

皆さんが子どもの頃歯医者さんを訪れる主な理由は、おそらく、むし歯による痛みでしょうが、大人になってからは、実は歯周病《ししゅうびょう》が関係する症状も多くなってきます。むし歯については、むし歯菌が原因となって、ひどくなると大きな穴があいて、強い痛みを経験する、と多くの皆さんは普通に理解して「むし歯ができて歯が痛い」と歯医者さんを訪れます。しかし、歯周病に関しては、テレビの情報番組やコマーシャルなどを通じて情報発信がなされていますが、改めて患者さんに尋ねると、むし歯への理解ほど、歯周病のことを理解できていないのが普通です。

それでは、歯周病とは、どのような病気でしょうか？　どんな症状がでるのでしょうか？

多くの人が歯周病を歯の病気と思っていますが、実は歯周病は、歯の病気ではありません。歯周病というのは、歯周病の原因菌によって歯を顎《あご》の骨に支えてくれている歯肉《しにく》（歯ぐき）や骨が破壊されていく病気です。そして、大変残念なことですが、皆さんもよくご存知のギネスブックの中には、

「全世界で最も患者が多い病気は歯周病である。地球上を見渡しても、この病気に冒されていない人間は数えるほどしかいない」

と記されています。日本の現状を見ても、成人の80パーセント以上の方が

歯周病に罹《かか》っていることが明らかになっています。まさに、歯周病でないことが不思議なくらいの割合です。そして、中高年以降の方が歯を失うことになる一番の原因が歯周病なのです。

ですから、生涯、自分の歯で過ごすためには、歯周病のことを正しく理解して、予防や早期治療を心がけていただくことが、大切になります。ひょっとすると多くの皆さんは、年を取るにしたがって歯の数が次第に減っていき、いつかは入れ歯のお世話になって、と考えておられるかもしれませんね。でも、歯周病は予防が可能な病気ですし、重症になる前に治療を受けていただければ、病気の進行を止めて、歯の機能を維持することが可能なのです。

3．健康で長生きするには歯と歯ぐき

日本は今、急速に超高齢社会を迎えようとしています。１９６０年の平均寿命は男性65歳、女性が70歳でした。その後平均寿命は延び続け、

2013年には初めて男性が80歳代にのり、女性は86歳まで伸びています。つまり、1960年の頃と比べて、私たちはさらに15年ほど歯を長持ちさせなくてはいけなくなってきていることになります。また「健康寿命」という言葉も最近よく耳にするようになりました。健康寿命とは、平均寿命のうち、健康で自立した生活を送ることのできる期間のことをいいます。2010年の統計によると、日本は平均寿命と健康寿命との差（すなわち、日常生活に制限のある不健康な期間）が、男性で9年、女性で12年あるといわれています。

この差を縮めるためには、さまざまな観点からの努力が必要となりますが、その一つとして、口や歯が支えてくれている生活の質を低下させないことも重要です。すなわち、「歯周病は中高年やお年寄りの病気」と侮《あなど》ることなく、若い頃から歯周病の予防にしっかりした意識を持つことが大切になります。

さらに、最近になって、歯周病とさまざまな全身疾患や全身状態が相互に悪影響を及ぼす可能性があることが指摘されるようになってきました。歯周病の予防・治療は口や歯の健康維持だけに留まらないかもしれません。

今、多くの方が、歯が痛くならないと歯医者さんへは行かないのであれば、日頃はどこも悪くないと思っている歯について、興味を持っていただけるのは、悪くなってからというわけです。

しかし本書は、どうして自分の歯を守っていかなくてはならないのか、自分の歯を寿命がくるまで守れたらどんな良いことがあるのか、歯周病に対する正しい知識を、できるだけ平易な言葉でお伝えすることを目的としています。最初から順に読み進めていただくことを前提としていますが、目次をみて興味のあるところから読み始めていただいてもかまいません。本書の内容が、読者の皆さんの口と歯の健康を支えるための応援メッセージ、あるいは目標となることを念じてやみません。

第1章

歯と歯ぐきの基礎知識

1 のぞいてみよう口の中

下の前歯の裏側に口内炎ができた60歳のA子さん、洗面台に向かい鏡で口の中を見ました。そして、口内炎ができた辺りを指で触っていると、口内炎ができた所の少し奥の方に、歯肉《しにく》（歯ぐき）の出っ張りを見つけました。

「あれ？」

数日前に口の中のがんを取り上げたテレビの「○△×の家族の医学」を見ていたこともあり、まさかと思い翌日、歯医者さんに行きました。

A子　「下の前歯の裏に口内炎ができたんですけど、その辺りを指で触ってたら、その少し奥の方の歯ぐきが出っ張っている気がするんです」

歯科医「左の下の歯の裏側ですね。まず診ましょう。確かに口内炎がありますね。出っ張りって、このことですか?」

A子「それです。先生、出てるでしょ。変なものとちゃいますか?」

歯科医「(2〜3秒見て、安堵した表情を浮かべ)大丈夫だと思いますよ」

A子「(見て即座に大丈夫と言われたことに疑いを持ちながら)え? 本当に?」

歯科医「(A子が疑っていることを察知して)A子さんが気にされているこぶのような出っ張りは下顎隆起《かがくりゅうき》と言って、顎の骨が膨れたものです。特に異常なものではなくて、何人かに1人には普通に見られます。将来、入れ歯を入れることがあれば、ちょっと邪魔になるかもしれませんが、今のところ特に治療する必要はありません」

A子「でも、以前はなかったと思うのですが」

歯科医「今回、口内炎ができてから気になって、指などでその辺りをよく触ったので、気づいたんだと思いますよ。おそらく、かなり以前からあったと思いますよ。（Ａ子さんがまだ疑いを持っていることを感じて）反対側の右側も触ってみてください。同じような出っ張りがありませんか？」

Ａ子　「確かに、あります」

歯科医　「口の中のことは普段案外気づかないものですよ。それに、左右対象にあるものに悪いものは少ないですよ。安心してください」

Ａ子　「（安心しながらも若干の疑心暗鬼感を残し）わかりました」

このＡ子さんと歯科医師のやり取りは実際にあったものですが、皆さん普段は口の中に案外無頓着なもので、意外に口の中のことは一般の方には理解されていません。「ヒトの歯は何本あるでしょう？」と聞かれて正確に答えられる人の方が少ないでしょう。歯科医師が、歯や歯肉の病気の有無や、その程度を判断できるのは、健康な状態を知り、そうでない部分を的確に発見することができるからです。

口の中は手足の表面などのように直接見ることができません。しかし、一旦、何か気になり始めると、口の中の感覚は非常に鋭敏なため、舌ざわりだけでも色々なことに気づきます。また、実際に指で触ることもできるでしょうし、鏡を使うと、ある程度は直接見ることもできるでしょう。そこでまず、皆さんも歯や歯肉の病気のことを知るために、口の構造や機能、そして健康な状態の歯と歯肉を理解することから始めてください。

口の解剖学

多くの人は、A子さんのように、普段は口や歯のことをあまり意識していないのではないでしょうか。実は、顔などの見た目と同じように、口の中にも個人差があるのです。例えば、歯の形や大きさも人それぞれです。口は、唇《くちびる》、頬《ほほ》、舌、口蓋《こうがい》、歯などで構成されています（図1－1）。口の入り口から順に意識してみてください。

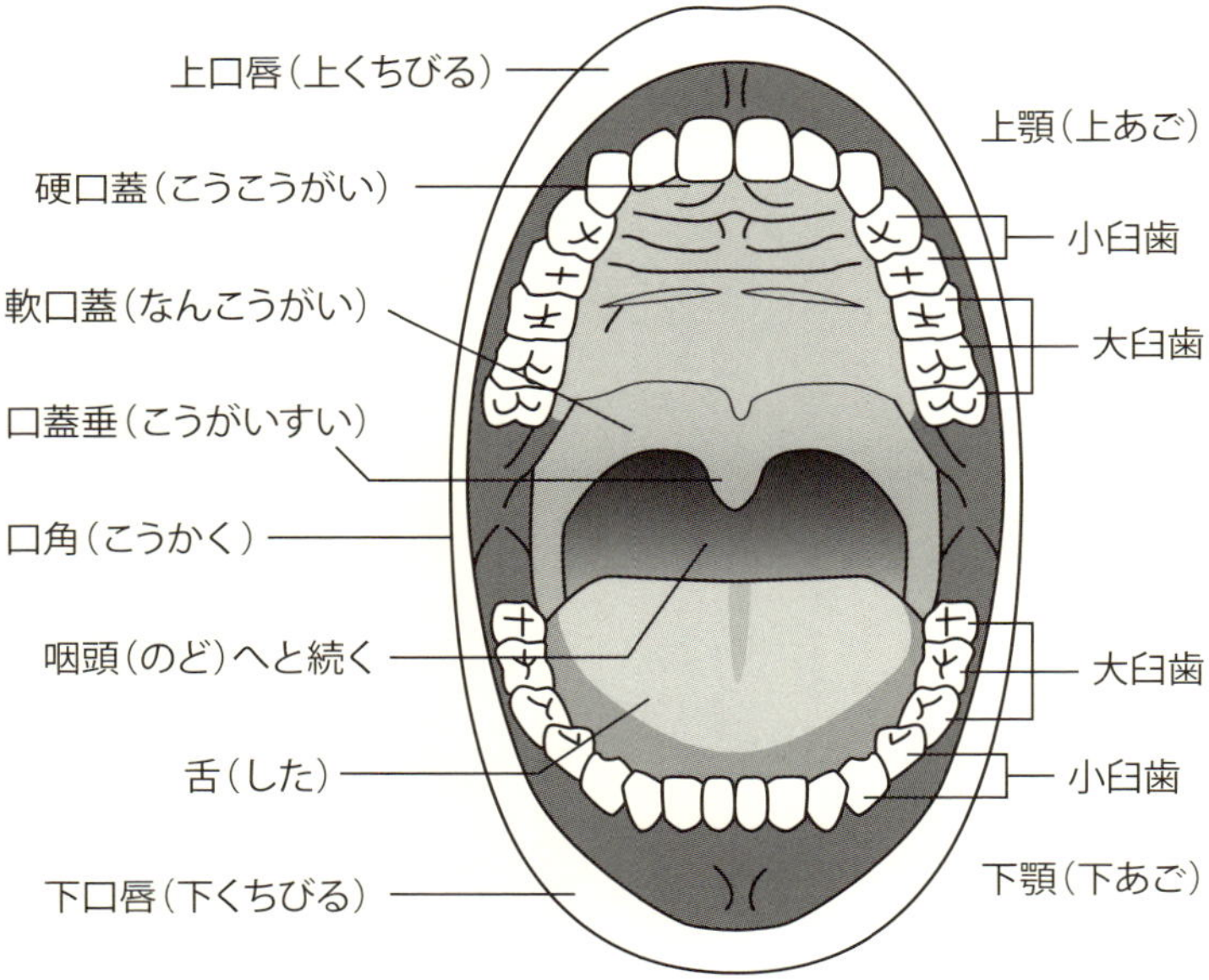

図１-１　口の中の構造と名称

口の入り口には唇（口唇《こうしん》）があり、唇は左右の口角《こうかく》を境にして上唇《うわくちびる》と下唇《したくちびる》に分かれています。唇からのど（咽頭《いんとう》）までの空間を口腔《こうくう》と呼び、口腔の左右側面には頬、底（下面）には舌、そして天井（上面）には口蓋《こうがい》があります。口蓋は、上顎《じょうがく》の骨で支えられた硬口蓋《こうこうがい》と奥の軟組織だけでできた柔らかい軟口蓋《なんこうがい》に分かれ、軟口蓋の後方中央部には口蓋垂《こうがいすい》（通称のどちんこ）が垂れ下がって、奥の咽頭《いんとう》へとつながっています。

そして口腔内には、成人では28本（親知らずを含めると32本）の歯が、上下それぞれに14本（親知らずを含めると16本）ずつ左右対称にU字形に並んでいます。

頬の内側など口の中の表面は、口腔粘膜《こうくうねんまく》と呼ばれる粘膜でできています。口腔粘膜には手足の皮膚の表面のような角質層がなく血管に富むため、歯肉に比べると赤い色をしているのがわかると思います。

上の奥歯（大臼歯《だいきゅうし》）頬側の歯肉の付け根付近と、舌の付け根付近には、唾液《だえき》が出る唾液腺《だえきせん》の開口部（つばの出口）があります。そのため、唾液の影響を受けて上の奥歯の頬側や、下の前歯の舌側には、歯石が付きやすい傾向があります。

また、人によっては、下顎《かがく》の小臼歯《しょうきゅうし》の舌側や上顎の硬口蓋の中央部にそれぞれ下顎隆起《かがくりゅうき》、口蓋隆起《こうがいりゅうき》と呼ばれる骨の隆起があり、その部分が膨らんでいる人もいます。A子さんが心配になったのも、その下顎隆起です。そして、先ほどもいいましたが、頬や唇の粘膜の色や、歯、舌、口蓋、顎の骨の大きさや形などは、顔や身体に特徴があるように個人差があります。心配になったら、歯科医師に診てもらってください。

硬い歯と軟らかい歯ぐき

体を見回してみて、歯の周りと同じような場所があるでしょうか。歯は歯肉から口腔内に飛び出した状態

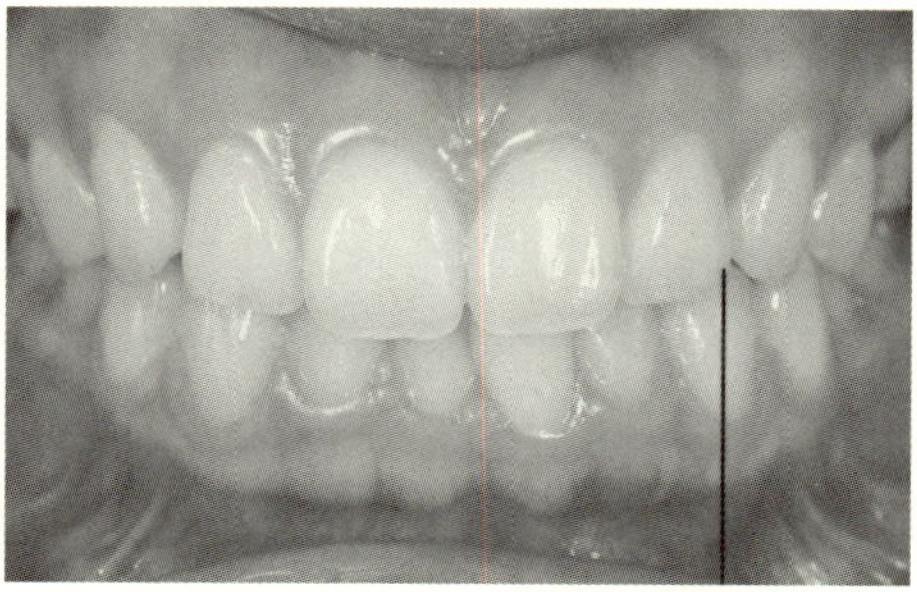

写真１　健康な歯の状態
写真内の線にそって縦切りすると図1-2のようになる

で生えています（写真1）。身体の組織の中で最も硬い組織でできている歯が、このように軟らかい組織から飛び出した構造は、身体の他の部位では見られない特別なものです。そして、この硬い組織と軟かい組織が接触した独特な構造が、歯や、歯の周りの歯肉、さらには歯を支える骨などに発症するむし歯や歯周病といった独特な病気が生じる原因となっているのです。

写真1に示した線の方向で歯と歯肉を縦切りにした断面図を示します（図1－2）。歯肉から出て口の中に見えている歯の上の部分は歯冠《しかん》、歯肉に隠れて見えない部分を歯根《しこん》、そしてその境界部は歯頸《しけい》と呼びます。歯は、軟組織である歯髄《しずい》（いわゆる〝歯の神経〟）を、硬組織である象牙質《ぞうげしつ》とエナ

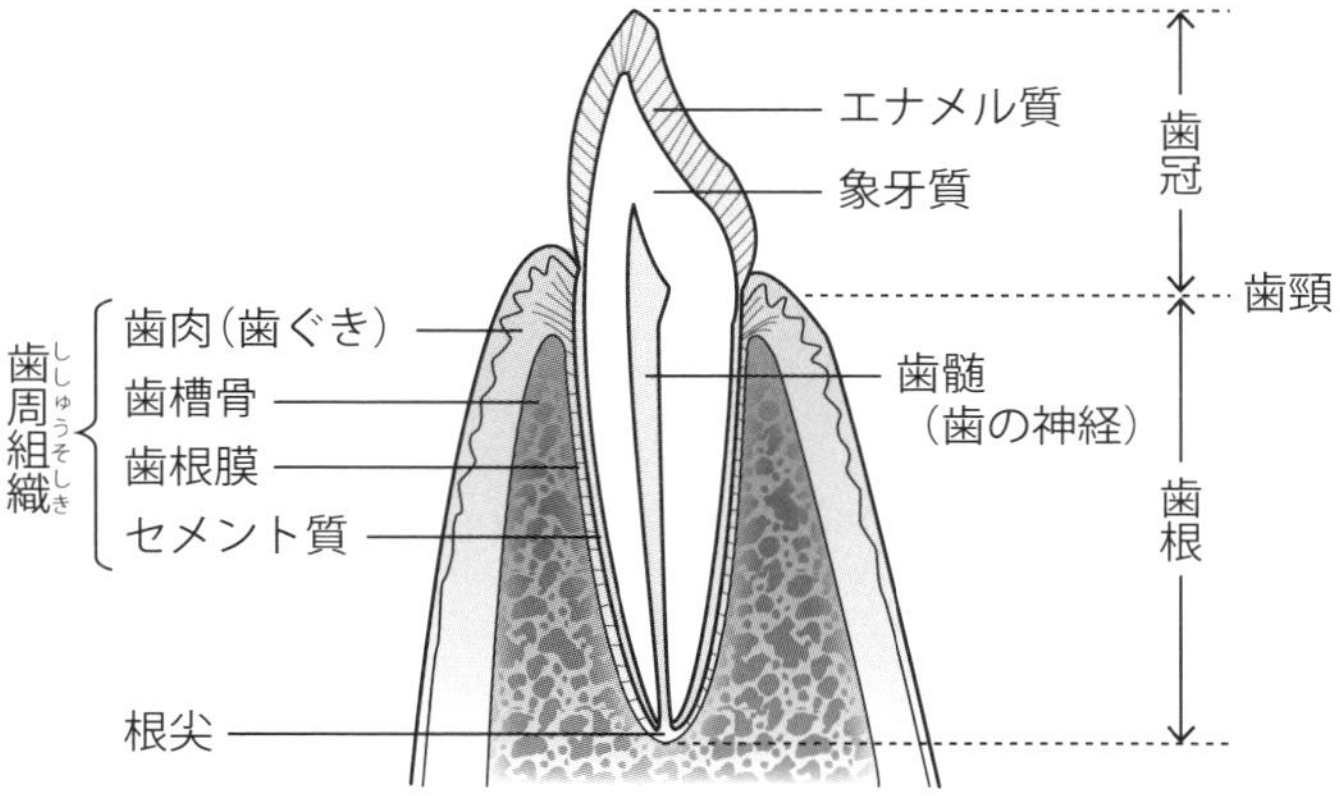

図1–2　写真1の線で切った場合の歯と歯肉の断面

メル質が取り囲む構造になっています。

歯冠の表面を被っているエナメル質は、人の体の中で最も硬く、注＊モース硬度で6～7の値を示し、歯医者さんの使用するダイヤモンド粒子付きのドリルでないと削れない程の硬さがあります。歯の本体を形づくる象牙質も硬組織ですが、エナメル質より軟らかく（モース硬度5～6）、歯冠部のエナメル質よりも削れやすいという特徴を持っています。しかしながら、エナメル質は一度形成された後は、ほとんど再形成されませんが、その下にある象牙質は、むし歯や加齢に伴い歯の中心の歯髄側に新しく象牙質が作られることがあります。

象牙質に囲まれた歯の中央部にある歯髄には、血管や神経が歯の根元側の歯根の先端（根尖《こんせん》）から入ってきます。象牙質には歯髄側から歯の外側に向かって小さな穴が開いているので、象牙質までむし歯になったときにはその穴を通して冷たいものの刺激が神経のある歯髄にまで伝わることになり、「痛い」と感じます。ちなみに、「歯がむずか

注＊　モース硬度とは、ドイツの鉱物学者フリードリッヒ・モースにより考案された鉱物の硬さ（引っ掻き傷に対する抵抗力）を表す尺度です。モース硬度４は硬貨で傷がつく、モース硬度５はナイフで傷がつく、モース硬度６はナイフの刃が傷む、モース硬度７は鋼鉄に傷がつく、そして鉱物の中で最も硬いダイヤモンドはモース硬度10を示します。近年、白く見かけの良い歯の修復材料として登場したジルコニアはモース硬度８以上を示すことから、通常の歯科用金属やエナメル質よりも硬い材料です。

ゆい」という表現がありますが、歯の神経には痛み以外の感覚はなく、痛みでしか刺激を伝えられませんので、「歯がむずかゆい」と感じたらそれは歯周病が原因かもしれません。

歯周組織《ししゅうそしき》を知っていますか

歯周組織とは、その名前の通り、歯の周囲にある歯を支えている組織です。歯周組織は、歯肉《しにく》、歯根膜《しこんまく》、セメント質、歯槽骨《しそうこつ》の４つの組織から構成されており、象牙質でできた歯根の表面を、硬い組織のセメント質が覆《おお》い、次に軟らかい組織の歯根膜、硬い歯槽骨、そして歯肉の順に、歯根側から硬《こう》組織と軟《なん》組織が交互に重なった層状構造をなして歯根部分を覆《おお》って、歯を支えています。

セメント質と歯槽骨は硬組織ですが、エナメル質や象牙質より柔らかく（モース硬度４～５）、その間に軟組織の歯根膜が存在しているのです。歯周組織のなかでセメント質と歯槽骨の間にはさまれる歯根膜にはコラーゲン線維がたくさん存在し、その線維の両端がセメント質と歯槽骨の中に入り込むことで、歯は歯槽骨にしっかり固定されています。つまり、コラーゲン線維のロープで歯は歯槽骨に支えられていることになります。また、コラーゲン線維に富む歯根膜は、かんだときに歯に加えられる力を分散させるクッションの働きもしています。

皆さんは、誤って小さな魚の骨をかんだとき、そのことにすぐ気づきますよね？　それはこの歯根膜の鋭い感覚によるものです。歯根膜には圧力を感じる神経が存在し、物をかんだ感覚を脳に伝えています。このような感覚があるので、危ないものを飲み込むことや過剰な力が歯にかかることが起こりにくくなっています。

つながっている歯と歯ぐき

歯肉《しにく》（歯ぐき）は歯の歯頸部《しけいぶ》（歯と歯肉の境目）周囲と歯槽骨を被う粘膜です。健康な歯肉はピンク色をしていますが、歯肉にはメラニン色素の沈着が見られることもあり、歯肉の色、厚み、幅などは、個人差があり、歯肉の場所によっても大きな違いがあります。歯肉の表層は歯肉上皮細胞が幾重にも重なっており、その表面は角化《かくか》して皮膚のような丈夫な層を形成しています。そのため、頬《ほほ》の粘膜などと違い、少々の固い物をかんでも傷つきにくいのです。普段の歯磨き（注*ブラッシング）で歯肉をマッサージしても平気なのもそのためです。歯と歯肉との間には、歯周病に罹《かか》っていない健康な状態でも深さ1～2ミリの歯肉溝《しにくこう》と呼ばれる溝が存在します。この歯肉溝の底の部分では歯肉上皮細胞が特殊なくっつき方で直接歯に接着しています。

ブラッシングをちゃんとしないで口の中を不潔にしていると、この歯肉

注＊　本書では歯だけでなく、歯と歯肉の境目も清掃することが大切なので、歯周病にならないための歯磨きを「ブラッシング」と表記します。ブラッシングについて、詳しくは第４章３節をお読みください。

溝に歯周病の原因であるプラーク（歯垢《しこう》　歯周病細菌の集まり）が付着した状態が持続し、歯と歯肉上皮の付着が壊れてはがれてしまいます。このことが、歯周病が重症化する第一歩となるのです。

2 口の働き

「食べる」を学ぶ

口《くち》は、胃から腸へと続く消化管の入り口です。主に食べ物を取り入れる役割を担っているのはもちろんですが、口には、食べ物を摂取し、かみ（咀嚼《そしゃく》）、味わう以外に、話をしたり、表情を作ったり、息をしたりする、とても重要な役割を持っています（表１－１）。

口の最も重要な働きは、言うまでもなく「食べる」ことです。しかし、生まれたての赤ちゃんが、お母さ

表 1-1

口の働き
１．食べ物を取り込む。
２．食べ物をかみつぶす。（咀嚼）
３．かみ砕いた食べ物とつば（唾液）を混ぜ合わせ食べものの塊を作る。
４．食塊《しょくかい》を飲み込む。（嚥下《えんげ》）
５．味を感じる。
６．発音する。（話す、歌うなど）
７．表情を作る。（笑う、泣くなど）
８．楽器を演奏する。
９．呼吸をする。

んのおっぱいから反射的に母乳を吸えるのとは違い、人間は生まれながらにして「食べる」ことを上手くできるわけではありません。

大人になると私たちは「食べる」ための学習をすでに終え、普段、「おいしい」や「まずい」、好き嫌いなどを無意識に判断して食事を摂っています。しかし、今まで一度も見たことのない食べものが食卓に出てきたらどうするでしょうか？　きっと、食べてもよいものかどうかを疑うでしょう。口に入れる前に、その食べ物をじっと見て、匂いをかいだり、お箸でつまんでみたりして、その食べ物が、硬いか軟らかいか、冷たいか熱いか、好きか嫌いかなどを、口に入れる前に瞬時に予知、判断するはずです。そして、実際に食べてみて、その結果を経験として記憶に留め、その後の食事行為に役立てています。

このように、私たちは、母乳やミルク、離乳食などを食べるようになる過程から大人になった現在に至るまで、さまざまな感覚（視覚、味覚、触覚、嗅覚、聴覚、温覚など）を働かせて「食べる」ための学習を行い、初めて何でも「食べる」ことができるようになっているのです（図1－3）。

運動としてのかむ動作（咀嚼《そしゃく》）は、

①食べ物を前歯でかみ切る（咬断《こうだん》）。

②物を奥歯でかみ砕き（粉砕《ふんさい》）・すりつぶす（臼磨《きゅうま》）。

③砕かれすりつぶされた物を唾液と混ぜて食塊《しょくかい》を形成して飲み込みやすくする。

と、いった一連の過程から成り立っています。食べ物を前歯でかみ切るためには、箸やスプーンなど使う手や指の運動と、口唇や顎を動かす筋肉（咀嚼筋）が上手く連動する必要があります。また、奥歯

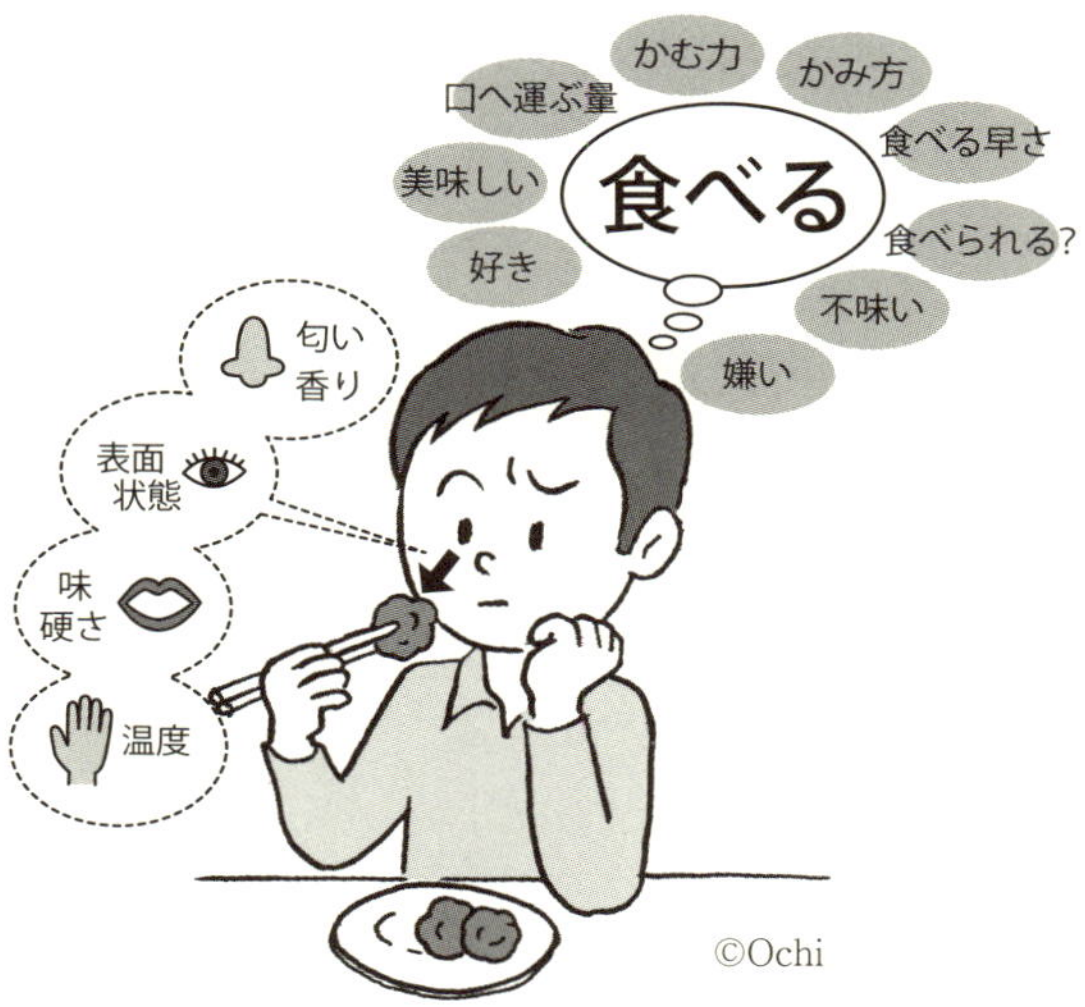

図1-3 「食べる」を学ぶ

でかみ砕き、すりつぶすためには、舌と頬が内外からが適度な力で奥歯のかみ合せの面に食べ物をはこぶ必要があります。そして、食べ物を飲み込む（嚥下《えんげ》する）ためには、舌を使ってすりつぶされた食べ物と唾液を混ぜ合わせて、飲み込みやすくするために、口の中で食塊を作らなければなりません。

このように、「食べる」ことは、それまでに積み重ねてきた学習と、頬や舌などの口の各部分の巧妙に連動した運動により成り立っています。堅い煎餅と豆腐を食べるときではその食べ方が異なり、おそばをすすったり、お茶づけを食べたりするときのことを思い出してもらうと、口に運ぶスピード、口唇や舌などの動き、かむスピードや力などが無意識のうちに手の動きと共に調整されていることが実感できるのではないでしょうか？

食事の目的は、ただ栄養や水分を摂取するためだけではありません。舌の表面には「味蕾《みらい》」と呼ばれる味覚を感じる場所があり、甘味、酸味、辛味、苦味、うま味を感じています。歯ごたえ、舌ざわり、なども加わり、食事を通じて「おいしかった」「楽しかった」と感じられることも口の大きな役割ではないでしょうか。たとえば、数の子と豆腐のおいしさの違いは味覚だけの判断ではないはずです。近年の社会の高齢化に伴い、認知症や脳梗塞などによる機能障害が社会問題になっています。認知症で記憶や認知機能に障害が生じ、これまでに「食べる」ことに関して学習してきたことの一部を失うと、硬い物を猛スピードで食べようとしたり、熱い物を一気に口に入れたりすることもあります。また、脳梗塞などにより唇、頬、舌、咀嚼筋などに麻痺や機能障害が生じると、上手くかむことができなくなります。この点からも、口の機能と全身の健康は密接に関連していると言えます。

しゃべって笑う口の役割

「食べる」こと以外の口の重要な機能に、「発音」があります。「発音」するときには、唇、舌、口蓋、歯などの口の各部分が重要な役割を果たします。たとえば、「カキクケコ」「パピプペポ」「サシスセソ」などと発音してみてください。「カキクケコ」は、奥歯と軟口蓋で空気を破裂させるように、「パピプペポ」は唇を閉じてから一気に口の中の息を破裂させるようにして発音しています。また、「サシスセソ」は前歯と硬口蓋に舌の先端をわずかに接触させ発音しています。前歯がない人はサ行が発音し難くなることが多いことからも、口の各部位とその微妙な調節・連動は発音にとって欠かせないことがわかるでしょう。

その人が笑っているのか、怒っているのか、あるいは泣いているのか、声や涙がなくても顔を見ればある程度わかります。頬、目の輪郭、唇の周囲を構成している表情筋と呼ばれる筋肉などが喜怒哀楽を表現しています。表情筋の中でも唇の周囲を構成している口輪筋《こうりんきん》は口角を上げる働きがあり、微笑みを表現し、豊かな表情を作りだすのに一役を担っています。また、吹奏楽器の演奏では、唇、頬、舌、口蓋、歯、咽頭などが、口の中に取り込まれた空気や息を微妙に調節することが必要です。

このように、口は単に栄養や水分を摂取する消化管の入口というだけではなく、会話、表情、音楽などを通じて人と人とのコミュニケーションにおいて非常に重要な役割を果たし、私たちの人としての社会生活を支えています。

3　健康な歯と歯ぐき

歯と顎の骨とをとりもつ歯周組織

歯はどのようにして、顎の骨とつながっているのか、絵に描けるでしょうか？

A子　「歯と歯ぐきの絵を描けますかって、歯医者さんに聞かれたわ」

B子　「簡単簡単。A子さん、こうよ、こう。歯ぐきに歯が刺さってる感じ（下図）」

歯の中には、神経走っとんねん。迷走してる感じや。
だから、削ったり、むし歯になると痛いんや。

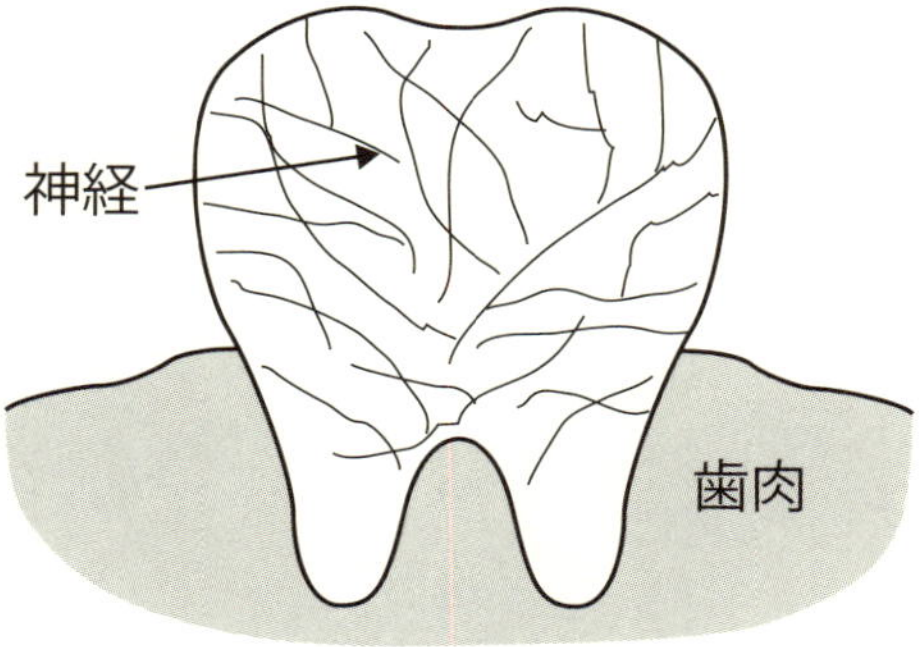

歯は歯肉に埋まってんねん。
歯肉が歯を支えてるんやろ。
だから歯肉がやせると歯が抜けるんや。
えっ？　骨なんかあるんか？　歯って骨やったん？

A子　「それやとすぐ抜けるんちゃう……。歯ぐきって肉だけなんかなあ。さわると結構固いやん?」

B子　「歯肉っていうしな……でもぐらぐらせえへんよな。もしかして、歯と顎の骨が一体化してんのちゃう?」

A子　「そうやわ、きっと」

病気のことを知るには、まず、健康な状態を知ることが大切です。医師や歯科医師が、病気の有無や程度を判断できるのは、健康な状態を知っているからに他なりません。健康な状態がわかるから、そうでない部分を発見し、判断できるということです。

もう一度、健康な状態の歯と歯肉《しにく》（歯ぐき）のことからお話しをすることにしましょう。口の粘膜の中からにょっきり生えている「歯」。考えてみれば、不思議な存在です。こんな構造物は、体の他の部分で見ることはありません。皆さんがご自分の歯を指で押してみても、ぐらぐらしないのは、

Ｂ子さんが言っているように、歯と顎の骨が一体化しているからと、思われているかもしれませんね。実は、歯は口の中の肉にぷすっと刺さって顎の骨とつながっているわけではありません。人間の歯は、もっと巧妙な仕組みで、顎の骨とくっついています。

ピンクの歯肉（＝歯ぐき）と白い歯と

「歯肉《しにく》」は皆さんが歯ぐきと呼んでいる部分にあたります。歯肉の色や形は、その健康度をはかる上で大切な指標です。健康な歯肉は何歳でも年齢にかかわらず、珊瑚《さんご》のようなつやのあるきれいなピンク色（コーラルピンクといいます）をしています。歯と歯の間は、先がとがった形をした歯肉がその隙間を埋めていますが、年齢を経ることによって、少しずつ歯と歯の隙間が空くこともあります。

歯肉以外の歯周組織は直接見ることはできませんが、今からその様子を説明することにしましょう（図1－4）。顎の骨の中で歯根（歯の根元）を取り囲んで歯を支えているのが「歯槽骨」です。「セメント質」は歯根部分の象牙質表面を覆《おお》っている硬組織のことで、厚さは10～20ミクロン（1ミリの50分の1～100分の1）程しかありません。「エナメル質」は口の中で普段目にする歯の表面を覆《おお》っている硬い組織（歯冠に相当する象牙質を覆《おお》っていることになります）ですが、歯根の部分にはエナメル質はありません（その代わりにセメント質が歯根の表層を覆っています）。

　歯槽骨とセメント質の間に「歯根膜」と呼ばれる組織（厚さは1ミリの10分の1～5分の1程度）があります。つまり、歯と歯槽骨は直接触れていないのです。歯根膜は、靭帯《じんたい》

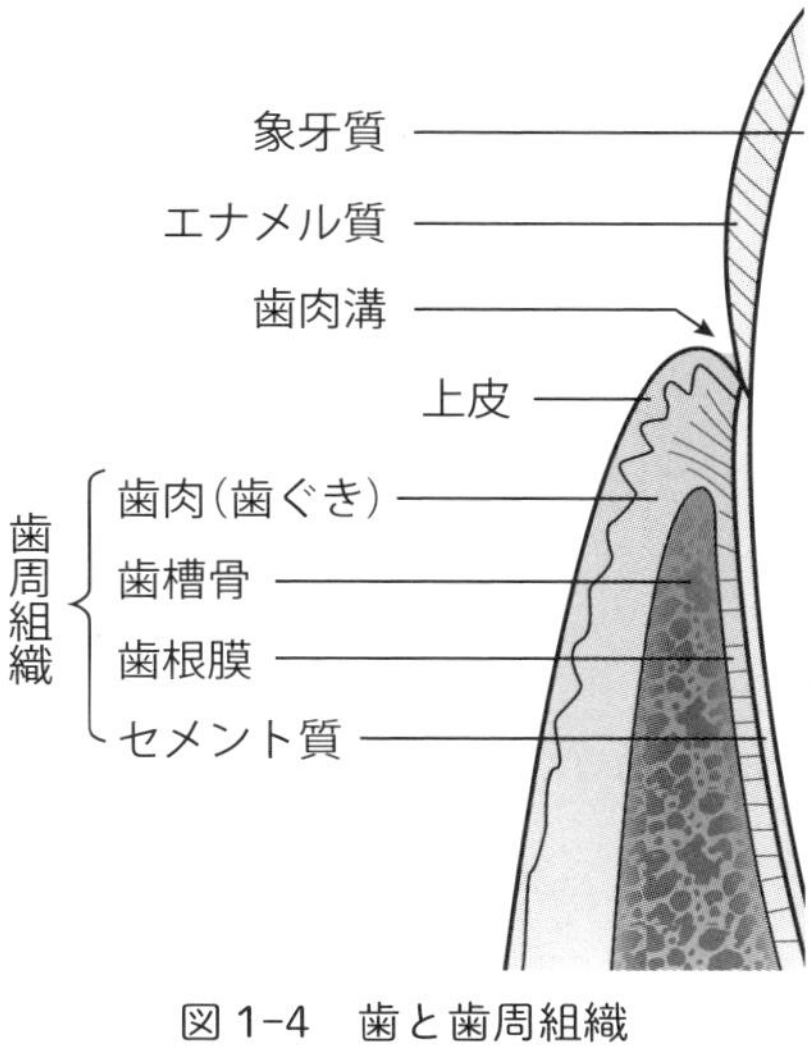

図 1-4　歯と歯周組織
（図 1-2 の一部を拡大）

組織《そしき》という伸び縮みする弾力性のある組織で、たくさんのコラーゲン線維でできています。そして、このコラーゲン線維の一方の端が歯槽骨の中に、そして、もう一方の端が歯根の表面のセメント質の中に埋もれていているのです。つまり、歯はコラーゲン線維というロープによって、歯槽骨とひいては顎の骨と密につながっていることになります。両生類や爬虫類のような生き物は歯の本体となる象牙質が直接骨にくっついています。歯根膜は哺乳類にしか見られないユニークな組織です（例外的に爬虫類のワニに歯根膜が見られるといわれていますが）。

この歯根膜は、歯の周りのクッションの役目も果たしています。私たちが、強い力で咬みしめると、私たちの歯は、その力を吸収するように沈みます。その変化はごくわずかなものですから、私たちが「沈み」を実感することはありませんが、私たちの歯をより良く機能させるための大切なクッションの役割を担ってくれています。

次に、歯と歯肉（歯ぐき）の境界部に注目してみましょう。歯には歯肉がぴったり隙間なくついているわけではなく、境界の部分には1～2ミリ程度の隙間があります。この隙間のことを「歯肉溝《しにくこう》」と呼びます。この溝の深さは中高年になってもせいぜい3ミリ程度の隙間しかありませんが、歯周病が進行するとこの隙間の深さが深くなり、**「（歯周）ポケット」**と呼ばれるようになります。

むし歯の予防のためには、歯のでこぼこしたかみ合わせの部分や、隣の歯同士が接触している部分の汚れを丁寧に取ることが大切になりますが、歯周病の予防のためには、歯と歯肉の境目、すなわち歯肉溝の部分に汚れをためないことが大切になります。つまり、歯周病予防のための歯ブラシの使い方（ブラッシング法）はむし歯予防の場合と少々異なることになります（このことは後の4章3節で説明します）。

それでは、歯はまったく歯肉とくっつくことなく、歯槽骨に囲まれているのでしょうか。実は、歯肉溝の底の部分で、歯肉は直接歯の表面にくっついています。顕微鏡で丁寧に観察すると、歯肉の中の上皮《じょうひ》と呼ばれる組織が歯のエナメル質にくっついているのが観察されます。私たちの体の表面は、すべて「上皮」で覆《おお》われています。もし上皮で覆われない部分があるとすれば、そこは「潰瘍《かいよう》」とよばれる病気と判断されます。歯は口の中にむき出しですから、その例外のように思われるかもしれませんが、実は「エナメル質」と呼ばれる歯のつるつるした表面部分は、もとはといえば、エナメル上皮という上皮の細胞が作った硬組織なのです。ですから、歯肉上皮はエナメル質とピッタリくっつくことによって、一塊の上皮となり歯周組織と歯を固定します。

さらに、歯は歯肉の上皮細胞がエナメル質にくっつくだけでなく、コラーゲン線維によって歯槽骨とセメント質がつなぎ止められることによって、歯は顎の骨にしっかりとつなぎ止められているのです。

チェックポイント

- 健康な歯肉の色は年を取っても（　　　）色をしている。
- 歯と歯肉の溝は（　　）ミリ程度。
- 歯は、歯の周囲の歯周組織で（　　）の骨につなぎとめられている。
- 歯周組織では（　　　）でセメント質と歯槽骨がつなぎとめられている。

（答え）ピンク、2~3、顎、コラーゲン線維

第2章

歯周病って何？

1 ばい菌うようよ口の中

B子「先生、口からおしりまでは一本の管でつながっているって言うてたよね」

C子「食後でも、あんまり想像したくない話やけど……」

B子「口にも菌がたくさんいてるって聞いてんけど、おしりの穴は、菌だらけやろ？　どっちも菌がいっぱいいてるのに、何で口は毎日歯磨きみた

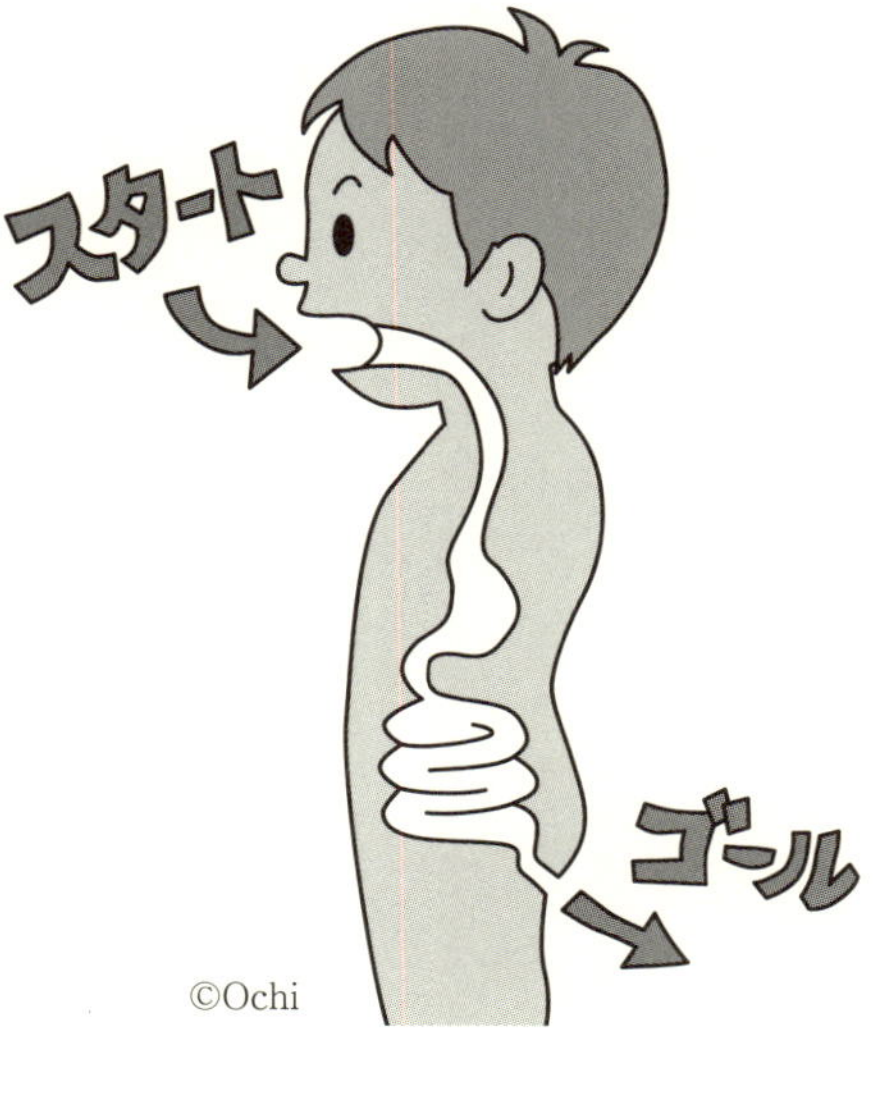

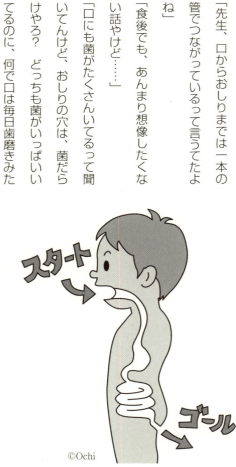

いなお手入れが必要なんやろう?」

歯科医　「お尻の穴にも歯があれば磨かなければならないかもしれませんね」

C子　「うそっ！　なんだかすごい汚い感じがしてきた。すごく歯を磨きたなってきた」

歯科医　「たとえば、の話です。口には歯があるから磨くんです」

B子　「むし歯菌でむし歯になるんはわかるけど。私、むし歯にならんように歯磨きちゃんとしてんのに、なんで歯周病になったんかなあ?」

C子　「ちゃんと磨けてなかったんとちゃうの?」

百億個ものばい菌が

地球上のありとあらゆる所には、細菌が生息し、人のカラダも例外ではありません。健康な人でも外の環境と接する皮膚や粘膜には、約1000種類の細菌が、数千兆個も生息しています。これらは「常在細菌《じょうざいさいきん》」といわれています。

みなさんもご存じのように、大腸には、１００兆を超える莫大《ばくだい》な数の細菌が生息しており、私たちはこれら腸内細菌と「共生」することで、「快食・快便」のような健康な生活を保っているということができます。この共生の関係が何らかの理由で崩れると、便秘や下痢、さらには重篤な大腸炎といった病気が引き起こされます。口の中も例外ではありません。口の中には、約１００億個もの常在細菌（口腔内常在菌）が生息しているといわれており、私達は、この「口腔内常在菌」と共生することで、健康な口を保っています。

ところで、細菌は、1個1個独立して生息しているわけではなく、さまざまな細菌が、塊となって強固に凝集することで、細菌が生きのびやすい生活環境を作ります。このような細菌の塊を「**バイオフィルム**」と呼びます。バイオフィルムの中には、何百種類もの多種多様な細菌が、何億個も集まっています。たとえば、台所の排水口や配水管の「ぬめり」は、バイオフィルムの一つです。口の中の細菌も、バイオフィルムを作って生息します。

一方、人の体は、外部からの侵入者（細菌やウイルスなど）から体を守るために免疫の仕組みを備えています。この免疫機構を担う細胞を、免疫細胞と呼びます。免疫細胞はさまざまな方法を駆使して、細菌をやっつけます。微生物は傷口から体の中に侵入しますが、免疫細胞が素早く攻撃することで微生物は退治され、私たちの体は守られています。

「口は体の中か外か」問題

口の中、胃の中、腸の中など、消化管は体の表面とつながっており、体の外部と言えます。これら組織の表面は、粘膜という組織により覆《おお》われており、体の内部と外部とを遮断しています。この粘膜の直下では、常に免疫細胞がパトロールしており、外部からの細菌などの侵入を見張っていますが、粘膜の表面には、細菌がバイオフィルムを形成して生息しているのです。

歯の表面にもバイオフィルムは付着しています。このバイオフィルムは、歯垢《しこう》あるいはプラークとも呼ばれており、本書では「**プラーク**」と呼ぶことにします。私たちが食事した際の糖分などの栄養が歯の表面のプラークに届くと、それを栄養にして細菌が糖分を分解し、酸を作ります。歯周病とならんで歯科の代表的な病気であるむし歯は、この酸が歯を構成するミネラルを分解することで起こるのです。

ここで、やっかいな問題は、歯の表面には、体の免疫細胞の攻撃がまったく及ばないということです。加えて、プラークは、非常に強固に歯の表面に付着するため、うがいや唾液では洗い流すことはできません。たとえ、うがい薬など使っても、ブラッシングを併用しないとほとんど効果はないのです。

強敵！　プラーク

歯と歯肉（歯ぐき）との境目にも、歯の表面とは異なった種類の（つまりむし歯菌とは異なる）細菌で構成されるプラークが存在します。この歯と歯肉との境目に存在するプラークが、歯肉炎《しにくえん》や歯周炎《ししゅうえん》といった歯周病の原因となっていくのです。たとえば、歯磨きが上手にできていないなどの理由で、このプラークの量が増えたり、蓄積したりの状態が長く続くと、歯肉には免疫細胞が集まり、このプラークを攻撃するための反応が起こります。この反応を炎症反応といいます。しかし、体を細菌などから守る免疫細胞が歯肉の中からいくら攻撃しようとしても、歯と歯肉の境目に付着したプラークはビクともしません。つまり、自分の免疫力ではプラークを取り除くことはできないのです。

このように、歯と歯肉との境目にプラークが蓄積したことにより、歯肉に炎症が起きた状態を、歯肉炎と呼びます。歯肉炎になると、歯肉が腫れて、歯と歯肉との境目にある溝（歯肉溝《しにくこう》）が徐々に深くなっていきます。歯ぐきの炎症のため、深くなった歯肉溝（歯肉ポケット）は、プラークが生息するのに最適な環境となり、さらに多くのプラークが形成されていくという悪循環が生じるのです。

歯肉炎から歯周炎へ

この歯肉炎の状態がさらに、５年、10年と、長期間に渡って持続することで、炎症が歯肉だけに留まらず、歯を支える骨や、歯の根の表面にあるセメント質、さらには、歯の根と骨とをつなぐ歯根膜にまで及びます。この状態を歯周炎と呼びます。症状や進行については本章の４節をお読みください。

このとき、ポケット（歯周ポケットといいます）の中に存在しているプラークは、量が増えるだけでなく悪玉菌（つまり歯周病菌）の割合が大きくなり、歯周組織の破壊が進行していきます。体の免疫力に頼っても、プラークはなくなりませんから日々のブラッシングで取り除くことが大切です。口の中にはいつでも細菌がいるわけですから、普段の生活習慣として、できれば毎食後、特に寝る前にはしっかりと上手にブラッシングをすることでプラークをできるだけ減らすことが、歯周病予防の第一歩となるのです。

2 体の調子と歯周病

歯科医「今日はどうされましたか?」

D氏「大分前から、固いものを食べたときに奥歯がぐらぐらしてたんですが、最近は歯が浮いたような感じもして……。鏡で見てもむし歯はないみたいなんで、おかしいなあと思って……。夜寝ている間に、歯ぎしりとかしてるんでしょうか?」

歯科医「他に気になることはありますか?」

D氏「歯磨きする時に歯ぐきから血がよくでます。家内にも、口臭がひどくなったって言われるんですけど」

歯科医「最近、お仕事やご家庭のことでお忙しいんじゃありませんか?」

D氏　「はい、仕事が忙しくて夜寝るのも遅いし、肩こりもひどい感じがします。これって歯周病でしょうか?
疲れているときやストレスがたまっているときは、免疫力が下がるっていいますけど、免疫と歯周病って、何か関係があるんでしょうか?」

――ある日の、歯学部附属病院の歯周病診療室を受診された患者さんのお話を再現しました。診察の結果、Dさんの奥歯では歯周病が進行していました。

免疫力をアップせよ

歯周病の発症の原因は、プラーク中の細菌による感染です。歯周病に罹《かか》った患者さんの血液中にはその感染のサインとして歯周病菌に対する抗体《こうたい》の数値が上昇しており、体が歯周病菌と闘っていることがわかります。では、細菌感染に対する免疫力（抵抗力）がなかったら、口の中はどうなると思いますか？

たとえば、白血病やＡＩＤＳ（エイズ）のような全身的な免疫の働きが低下した患者さんでは、重篤な歯周病が発症することが知られています。また、遺伝的に（生まれながらにして）免疫が正常に働かない病気（たとえば、「チェディアック・東《ひがし》症候群」、「白血球接着機能不全症」のような遺伝病など）に罹《かか》っている患者さんでは、若い年齢で重篤な歯周病が発症します。つまり、細菌の侵入に対抗できる免疫力が十分にないと、ちょっとした感染でも重篤な炎症に発展してしまうのです。

このように、免疫が働かなくなる病気をもつ患者さんにおいて、歯周病が発症して重症化していく様子から、歯の表面のプラークには免疫力が及ばないのですが、体の免疫力と歯周病の発症や進行がとても大きく関わっていることがわかります。

これらの遺伝病はまれな病気ですので、身近に罹《かか》る病気のようにイメージがわかないかもしれません。しかし、抗がん剤を使っている方や重度の糖尿病なのに治療を受けていない方、高齢の方などでは免疫力が低下していることも多く、これらの患者さんでは、歯周病が重症化して、一般的な歯周病治療ではなかなか治癒しないことがあります。

興味深いことに、看護師さんなどの夜間勤務の必要なタイムシフト制職業の従事者は、成人病への罹患度《りかんど》が高いことが報告されています。ストレス、体内時計の乱れや太陽を浴びないことによる睡眠ホルモン（メラトニン）の分泌異常《ぶんぴついじょう》が体に与える影響は大きいとされています。そして、Dさんのように、仕事が忙しく、ストレスがたまっているときは、免疫力が低下していることも多く、歯周病の進行が急速に起こることもしばしばあります。

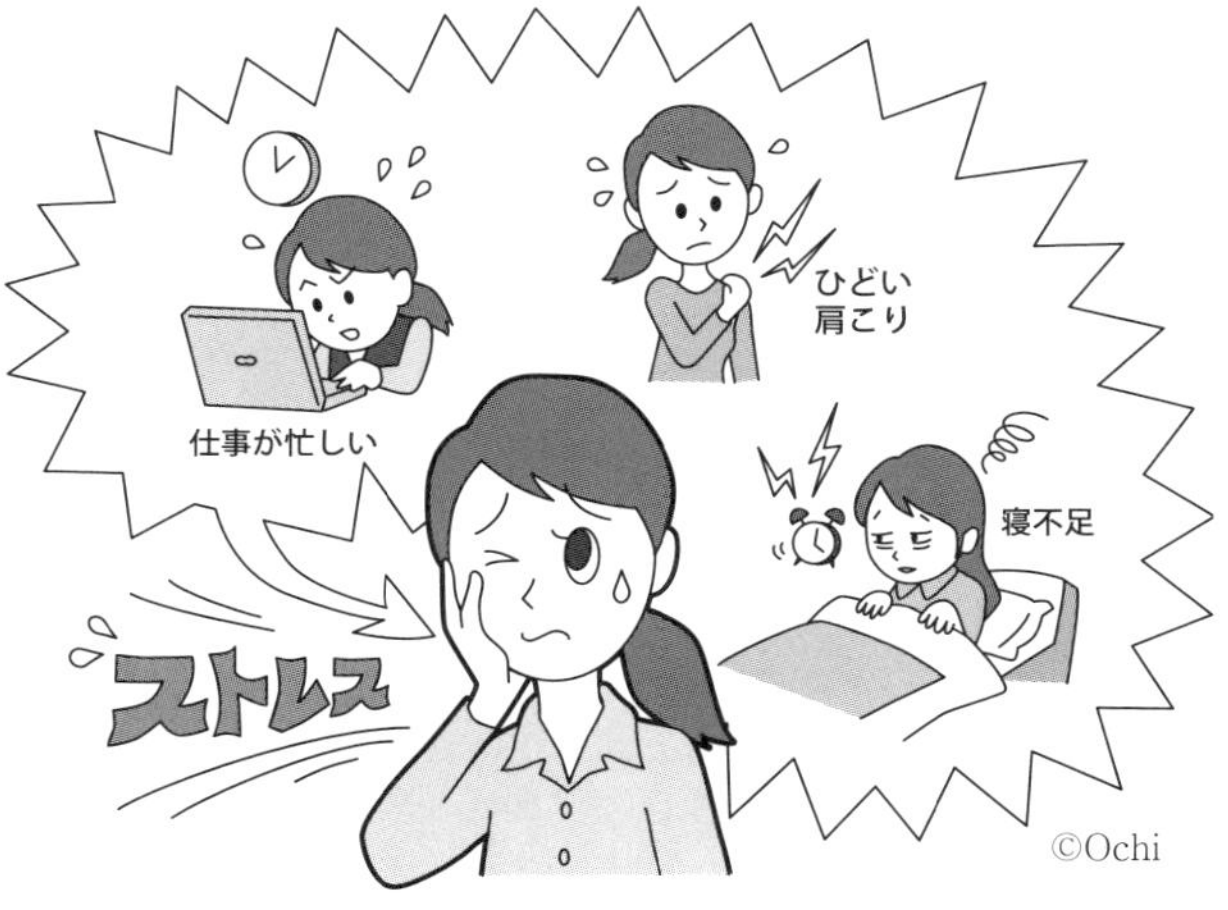
仕事が忙しい
ひどい
肩こり
寝不足
ストレス
©Ochi

こうして歯周病は起こる

１節でも説明したように、私たちの体には免疫の仕組みがあり、免疫が体の中に侵入した細菌を除去し、体の健康が維持されます。

歯周病は、歯周病菌により引き起こされる炎症性の病気です。口の中には、４００種類以上の常在菌《じょうざいきん》が、歯、舌、歯肉（歯ぐき）、頬の粘膜に棲《す》み着いています。さらに、プラーク（歯垢）１ミリグラム（塩10粒位の大きさ）中には1億個以上の細菌が生息していることが明らかとされています。

それでは、このような菌だらけの歯周組織において免疫の働きがないと、どのようにして歯周病になっていくのでしょうか？　口の中の常在菌は、プラークという細菌の塊を作り、その中でお互いに栄養やエネルギーのやり取りを行うことで活発に活動し、増殖しています。免疫の働きがないと、これらの常在菌や歯周病細菌が容易に歯肉の中（歯周組織）に侵入してしまいます。

侵入した細菌が作り出す毒素や、体の組織のタンパク質を分解する酵素などの悪影響を受けて、歯周組織の細胞はどんどん破壊されていきます。つまり、私たちの免疫の力が十分に働いているときは、体のほかの部分と同様に、それが生体バリアーとして機能することで、歯周組織を歯周病菌から防御しているのです。

実際には免疫の働きが

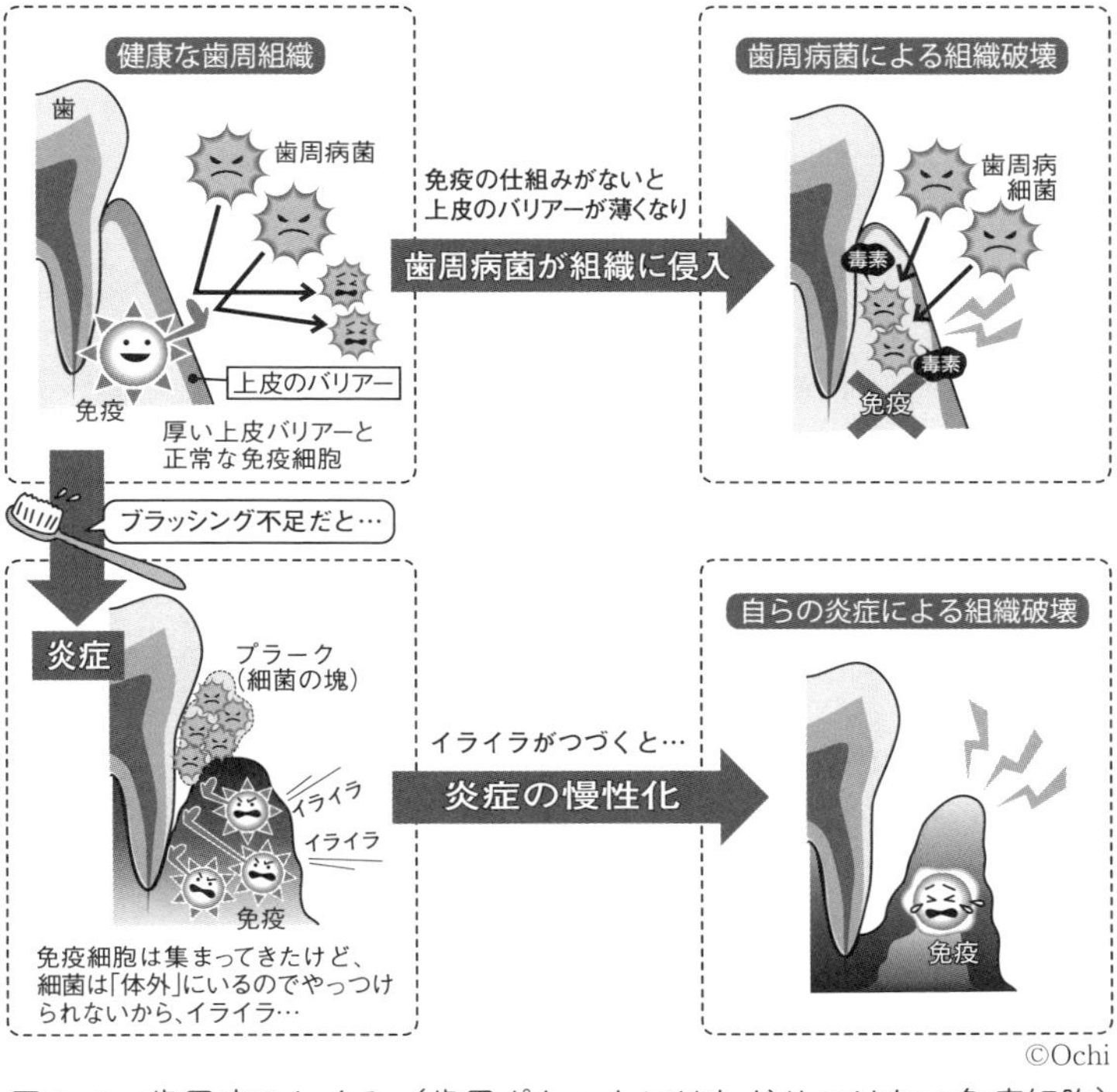

図 2-1　歯周病のしくみ（歯周ポケットにはたどりつけない免疫細胞）

まったくなることはありませんが、タバコを吸ったり、ストレスを受けたり、糖尿病などの成人病に罹《かか》っているような悪い条件下では免疫のバランスは大きく崩れます。その場合、生体バリアーが壊れて細菌から防御できなくなり、歯周組織の破壊が著しく進みます（図２－１）。

免疫細胞だけでは無理なのだ

ブラッシングが足りずに、口の中の衛生状態がより悪化すると、歯と歯肉（歯ぐき）の間の歯肉溝付近にプラークが積み重なって増えていきます。すると、プラークの毒素や酵素などの作用で歯肉が腫れて、歯肉溝が深くなって**「ポケット」**が形成されるのです。ポケットが深くなればなるほど底まで空気が届きにくくなりますので、酸素の少ないところが大好きな歯周病菌が、「ポケット」という酸素量の少ない環境下で、どんどん増殖し、毒素を出すことになります。

そこで「**免疫細胞**」の出動となります。免疫細胞は、体を守る免疫を担当している細胞であり、血液の中の白血球のことです。白血球は、怪我をしたところや、細菌が侵入した所に集まり、体の組織を守る反応を司ります。これがいわゆる「**炎症反応**」と呼ばれるものです。

でも、ポケット周囲での炎症反応は、体のほかの部分とは様子が違います。ポケットは口の中には位置しますが、本章1節で説明したように、いわゆる「体内」ではなく「**体の外**」であるからです。なんだか禅問答みたいですが、免疫細胞は歯周組織の中に侵入した細菌はこてんぱんにやっつけてくれますが、「体の外」にあるポケットの中まで出動して、そこに居座っている細菌を十分に攻撃することはできません。

ですから、一晩ぐっすり眠ったり、ドリンク剤を飲んだりして体の免疫をパワーアップできたとしても、歯周ポケットの中にたまった歯周病菌を攻撃し、完全に排除することはできないのです。

ポケット内にたまったプラークは「体の外」にあるので、免疫細胞がポケットの中へと出動して細菌を退治することはできません。また、深いポケットの底まで歯ブラシの毛先も届かないため、通常のブラッシングではポケット内のプラークをほとんど取り除くことができず、そのままでは病気の原因となる細菌がどんどんたまっていく一方となります。

さらに、細菌の塊であるプラークが放置されていると、プラークが唾液の中のカルシウム成分を吸収して硬い歯石《しせき》になってしまいます。そうなると、通常のブラッシングではますますプラークを取り除くことができなくなります。つまり、歯医者さんの治療を受けないとちゃんとプラークを取ることができなくなるわけです。

この間、歯周組織の免疫細胞が受け取る命令は絶えず「スイッチオン（攻撃せよ）」の状態になっていますが、攻撃しなくてはならない細菌がそばにいるのに駆逐《くちく》できない状態となり、慢性的な「イライラ状態」を持続させることになります。「イライラ状態」がますますつのると、免疫細胞は攻撃が不足していると勘違いして炎症をさらに活発にする命令を出すことになります。その結果、炎症反応が長期間続き、骨を壊す破骨細胞の働きも活発になり、歯を支える骨がどんどん壊され、歯槽骨の破壊が進行します。

つまり、プラークがたまった状態が続いた結果、炎症が起きているポケット周囲の歯肉組織では、通常、免疫細胞を主な働き手として作動する体の防御反応である炎症が、持続的で、時に過剰な反応（慢性炎症）へと進行することで、歯肉の炎症が重篤化し、歯槽骨が徐々に溶けていき、歯周病が進行していくのです（図２－２）。

すなわち、免疫細胞だけでは、ポケットの細菌を退治することは不可能なのです。体を鍛え

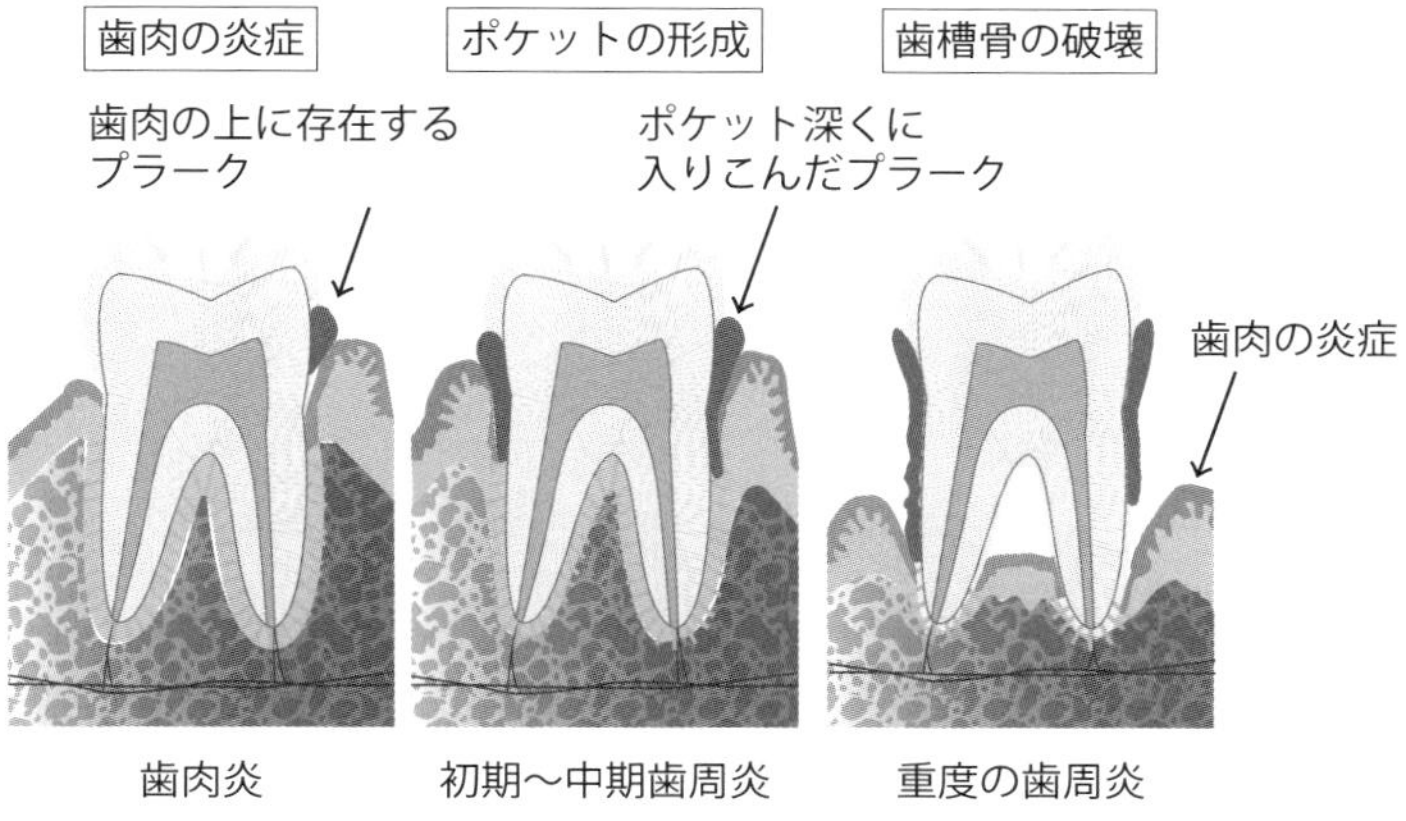

図 2-2　歯周病の進行

ることは良いことですが、体を鍛えてもプラークがなくなることはありません。毎日のブラッシングと歯科医師による定期的な口腔ケアで、口の中の菌をできるだけ減らすことがとても大切なのです。

3 早く気づこう歯周病

歯と歯肉（歯ぐき）の境目に付着した細菌の塊（プラーク）が原因となって起こるのが歯周病ですが、歯を支える歯槽骨が溶けて、歯が抜けてしまうほどの重症になるまでには、何年間もかかります。したがって、歯周病を早期発見し、適切な治療を続けることが大切です。ここでは、みなさんが、早めに歯医者さんにかかることができるよう、歯周病に気づくためのヒントをご紹介したいと思います。

歯周病の早期発見を考える上で重要なことは、歯周病という病気は、最初のうちは、ほとんど自覚症状がないという点です。歯肉が腫れて痛んだり、歯がぐらついて、食べ物がかみづらかったりといった自覚症状が出てきたときには、歯周病がかなり進行した状態になっています。そこで、自覚症状が出る前にご自身で歯周病をチェックする方法をご紹介していきます。

セルフチェック法

それでは、鏡の前に立つか、手鏡を持ってください。

1 最初に、ご自分の歯肉（歯ぐき）、特に、歯の生え際の歯肉を観察してください。

まず、歯肉の色ですが、炎症のない健康な歯肉は、淡いピンク色（コーラルピンクともいいます）をしています。もし、歯周病による炎症がある場合には、歯の生え際の歯肉が、深い赤色になっていることがよくあります。

2 歯の生え際の歯肉の形をよく観察してください。

健康な歯肉は引き締まって、なだらかに歯と接していますが、炎症があると歯肉が腫れて少し丸くなって盛り上がっているように見えることがあります（左図下の状態）。

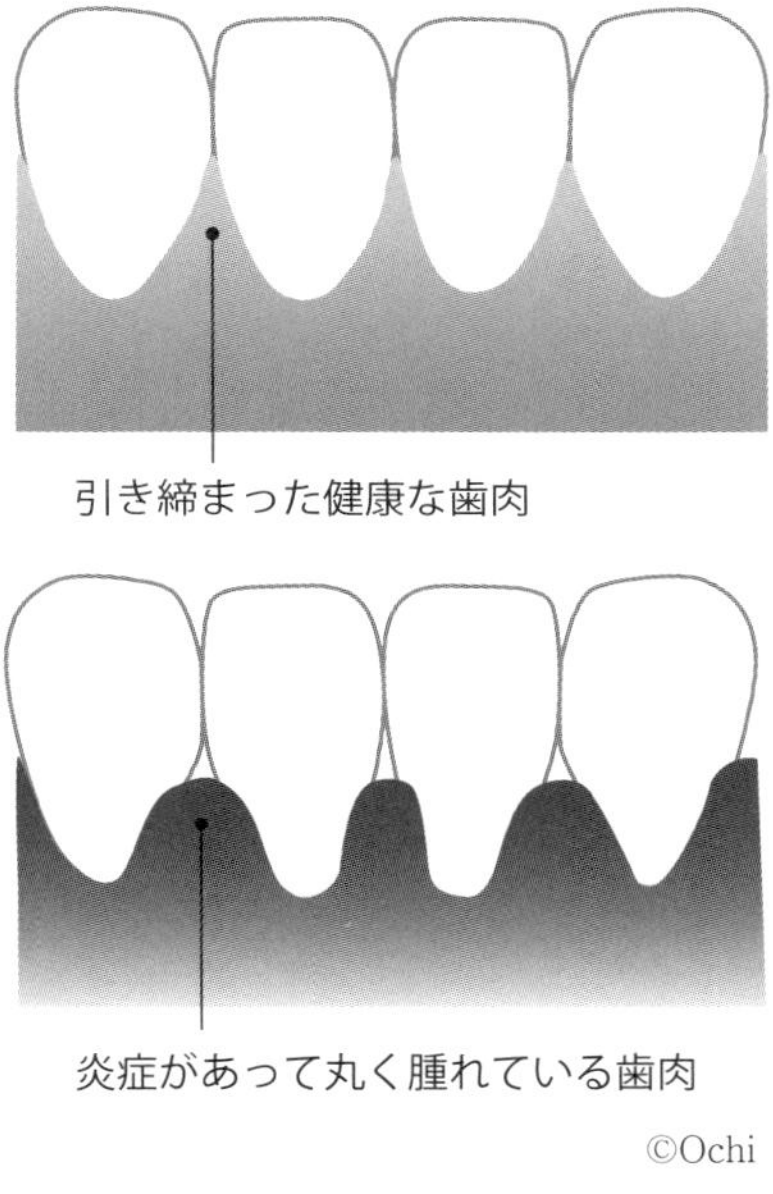

3 歯や歯肉を指で押してみてください。

もし、ぶよぶよとしていたり、指で押すだけで歯肉から出血したりするようであれば、歯肉の炎症が進んでいます。また、歯肉を指で押して歯と歯肉の境目から白い膿《うみ》のようなものが出てきたら歯周病かもしれません。歯のぐらつき（動揺《どうよう》）についてですが、歯がぐらついて食べ物が噛めないような状態は、かなり歯周病が進行している状態です。一方、指で歯を押して動かして、歯が揺れなければ、ほとんど心配いりません。心配なときにはかかりつけの歯医者さんに相談してください。

4 歯ブラシを手にとって、歯磨き粉を付けずに丁寧に歯と歯肉の境界部を磨いてみましょう。

もし、ブラッシングすることで、歯肉から血が出るようであれば、歯周病が疑われます。

差し歯や詰め物の隙間が開いて、よく食べ物が詰まったり、むし歯を放置していたりすることも歯周病の原因になりますから、時々、鏡でお口の中を観察してください。セルフチェック法にあるような点で、何か気になることがあれば、かかりつけの歯医者さんに行くことをお勧めします。ご自身でのセルフチェックと定期的な歯科検診が歯周病の早期発見につながります。

特に、ひどい口臭がしたり、急に歯並びが悪くなったりすることがあれば、歯周病が進んでいる可能性が考えられます。これらの症状に自覚のある方は、なるべく早く歯医者さんに行くことをお勧めします。

4 進みゆく歯周病

Eさん　「ブラッシング時に、歯ぐきから出血してるなーと、時々思ってたんですが、磨いていたらそのうち治るやろと思ってそのままにしてました。この頃は、何だか口の中で酸っぱい味がします。歯も少しグラグラ揺れてきて、前歯が出てきた感じがします。これって、いわゆる、歯周病ですか？　大丈夫なんでしょうか？　このまま放っといたら、どんどん歯が抜けて総入れ歯になるんでしょうか？　歯周病になったら糖尿病や心臓病になるリスクが増えるって聞いたんですが、本当ですか？」

――これは、ある日の、歯学部附属病院の歯周病診療室を受診された患者さんのお話を再現しました。

歯周病と免疫の関係について本章2節でお話ししたように、歯周病はポケットに棲《す》み着いた細菌が原因で炎症が始まります。この炎症が初期の頃は、細菌の産生する毒素やタンパク質分解酵素などが働き、歯肉（歯ぐき）の表面を覆《おお》う上皮細胞に細菌の侵入が起こります。

このように歯肉にだけ炎症が起こった状態を「**歯肉炎**」といいます。この段階で、正しいブラッシングを心がけ、歯科医師の治療を早く受けることで、炎症は消失し、完全な治癒が望めます。

しかしながら、このまま何もせずに放置したり、十分な治療を受けないでいたりすると、歯肉の炎症が慢性的になり、そのうちに歯を支えている歯槽骨が徐々に溶けていきます。この時期になると多くの方が、歯肉の腫れや出血に気づくようになり、ポケットからの出血や口臭を自覚されることが多くなります。これが歯周病の中でも重症のいわゆる「**歯周炎**」の状態です。

放っておいたら恐ろしい

歯を支えている歯槽骨が少なくなると、通常のかむ力でも歯が揺れだし、徐々に歯が傾いたり、倒れてきたりすることがあります。最初は、奥歯や前歯の一部が動いてきたかな？　と感じるだけですが、放っておくと歯全体が移動することもあります（写真２－１）。

ここまでくると、見た目のみならず口の一番大事な機能である、かむ、飲み込む、しゃべるといったさまざまな機能が、うまく果たせない状態になってきます。

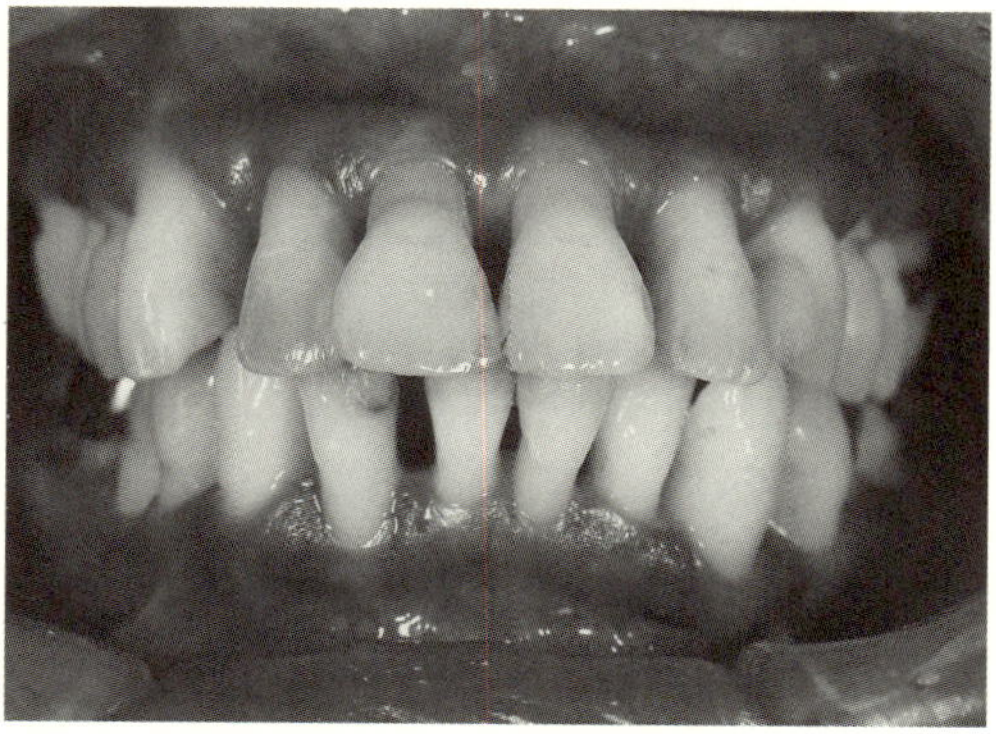

写真 2-1　歯周炎と判断された 42 歳の女性の歯の様子。全身状態に異常はないが、喫煙している。前歯が唇の方へ傾いている。

歯周病が進行しても、治療を受けてもらうことで、病気の進行を止めることができます。しかしながら、一般的な歯周病の治療や、さらに歯肉の手術を行っても、歯周病で、一度失われてしまった歯槽骨や歯肉を元どおりに取り戻す完全な治癒は望めません。また、かみ合わせを回復する為には、矯正治療や補綴《ほてつ》（被せ物、入れ歯、インプラント）治療などの治療が必要となることもあり、長期間にわたる治療や経済的な負担が必要になることもあります。ですから、できるだけ早期に、正しい歯

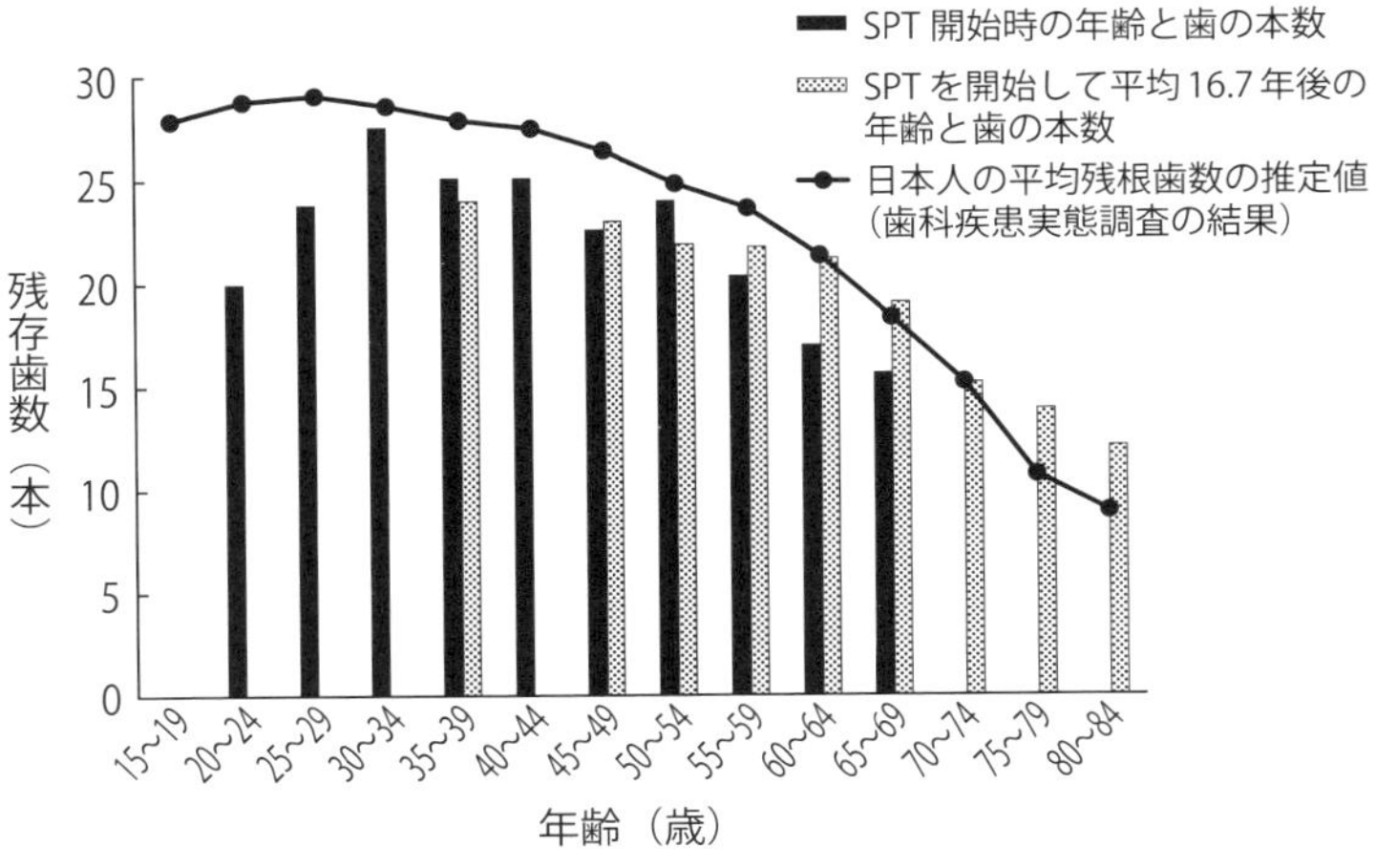

図 2-3　メインテナンス（SPT）と歯の寿命の関係
SPT：サポーティブペリオドンタルセラピー（歯周組織を維持させるための治療）
若い時に歯周病で多くの歯を失った人でもメインテナンスを受け続けることで、その後の歯の喪失を防ぐことができ、高齢になった時には、普通の人と同じか、それ以上の歯を残せることが分かります。

周病の治療を始めることが大切です。さらに、治療後のメインテナンス（SPT）を受けることで残っている歯の寿命を長くすることが可能です（図2－3）。メインテナンスの受け方は第3章2節をお読みください。

歯周病は万病の元

歯周病は口の中だけの問題と思われていましたが、近年、歯周病と全身状態は相互にかかわりがあることも明らかとなってきました。

まず、歯周病菌が血液の流れで運ばれたり、気道を通じてのどから肺へ入ったりすることで、全身の臓器に悪影響を及ぼす可能性があります。さらに、炎症状態にある歯周組織で作られる多量の炎症因子が全身の臓器に悪影響を及ぼす可能性があります（図2－4）。歯周病との関係が疑われている主な病気を挙げると、糖尿病、肥満、虚血性心疾患《きょけつせいしんしっかん》（狭心症・心筋梗塞）、誤嚥性肺炎《ごえんせいはいえん》、早期低体重児出産《そうきていたいじゅうじしゅっさん》、関節リウマチなどがあります。

また、生体の免疫の働きは年齢を重ねるにつれ低下するため、年を取るほど歯周病が重症化しやすくなります。

超高齢社会の日本では、何らかの全身疾患を有する高齢者の増加が大きな問題になっています。口は「コミュニケーションを行う」、「ご飯を食べる」といった重要な機能を担っており、まさに「健康長寿」は口の健康からです。

口の慢性感染症である歯周病を放置することは、万病の元になります。

＊

「先生、いつから歯周病の治療を始めたらいいでしょうか?」

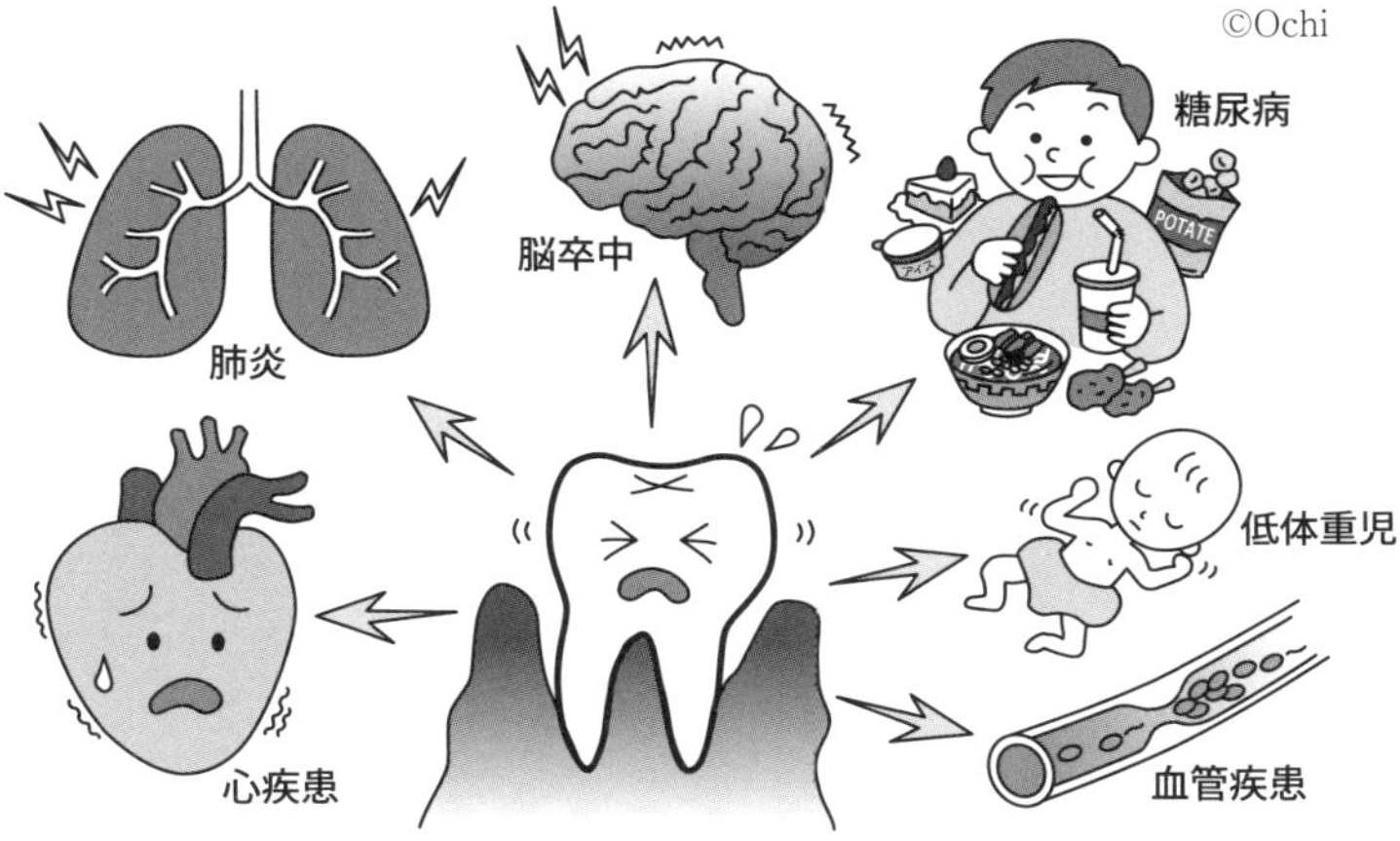

図 2-4　歯周病と全身状態のかかわり

ここまで読んでくださった皆さんはもうおわかりですよね？
――もちろん、「今でしょ！」

チェックポイント

- 毎日歯磨きをしていたら口の中から菌はいなくなる。　○　×
- 歯周ポケットは、口の中にあるが、体の（　）側にあるといえる。
- 体を鍛えて免疫力を上げれば歯周病にはかからない。　○　×
- 歯周病に気づいても進行が遅いので治療を急ぐことはない。　○　×

（答え）×、外、×、×

第3章

歯周病に気づいたら

1 歯医者さんに行こう！

B子「あれどうしたん？　もしかしてどっか具合が悪いの？」

C子「うん。歯が痛いねん。食べるときに噛んだら痛いねん。歯には自信があってんけど……」

B子「歯並び綺麗やしな。でも、大丈夫？　歯医者さんへは行ったん？」

C子「まだやねん。むし歯はないと思うし、鏡で見ても歯は大丈夫みたいやし。明日にはましになるんちゃうかなあ……。とりあえず、痛み止めを飲んで早よ寝るわ」

B子「痛そうで心配やわ。早よ歯医者さんで診てもらった方がええと思うで。家の近くにも歯医者さんあるんやろ？」

C子　「駅前に夜遅くまで開いてるところがあったと思う」

B子　「私もずいぶん歯医者さん行ってへんなあ。高校卒業してから行ってへんかも……。歯医者さんって、なんか痛そうやし、恐いし、行きたくないよね」

C子を心配しながら、実は子どもの頃はむし歯がいっぱいで、治療のいやな思い出とともに、歯医者さんに行くのが恐いB子でした。

あれっ？と思ったら遠慮せず

「あれ、歯磨きの後に歯ぐきから血が出てるわ。いつもの先生に早く診てもらわな」そんな風に考えることができるあなたは口の健康に高い意識を持っていると言えます。その理由として、第一に自分自身の口の中（歯肉〈歯ぐき〉の状態）にしっかりと意識を持っているということです。そして、安心して診てもらえる歯科医院（かかりつけの歯医者さん）がすぐに頭に浮かぶということです。病気は早期に発見し、早期に治療を受けるのが一番ですので、口の中の異常に気づいたら、なるべく早く歯科医師に診てもらうことが大切です。

我が国においては、歯石やプラーク（歯垢）の除去、ブラッシング指導、口や歯のチェックのために定期的に歯科医院に通っている人は、成人で5人に1人程度です。北米に比べてその数は約3分の1といわれています。

また、平成26年に日本歯科医師会が全国20～70代の男女1万人を対象に実施したインターネット調査『歯科医療に関する一般生活者意識調査』によると、歯や口の中に異常を感じている人が55パーセントいるにもかかわらず、実際に歯科治療を受けている人はそのうち2割以下です。C子さんのように「ひどい状況ではないから」「治療の必要はないから」と自己判断している人が多いようです。加えて、不安や不快な要素の多い歯科治療に対して「好んで受けたい」と、思う人が少ないのは間違いありません。また、「歯科治療は時間も回数もかかるもの」と考えがちですので、仕事などで日々の生活が忙しいと、歯科医院から足が遠のいてしまうのも理解できます。

夜、寝られないほどの痛みに襲われたり、顔の形が変わるほど腫れたり、食事ができないほど歯がぐらぐらするといった状況になって初めて「（しかたがないから）歯医者さんに行かないと」と重い腰を上げる人が多いのではないでしょうか？　でも、それでは、手遅れになっていることが多いことは言うまでもありません。では、本当はどのようなきっかけで歯科医院を受診すればいいのでしょうか？

みなさんは、「健診」と「検診」の違いをご存じでしょうか？　健診は健康診断のことで、健康かどうかの総合的チェックです。人間ドックなどがこれに当てはまります。検診は特定の病気に対する検査・診断のことで、がん検診などがその代表です。歯科ではそれらが、むし歯や歯周病に対する検査と診断になるわけです。言葉の意味に違いはありますが、いずれも歯科医師が口の中をチェックするということは同じです。

我が国においては、１歳６か月児歯科健診や３歳児歯科健診は全国的に90パーセント以上と高い受診率を誇っています。また全国の小中高等学校では、ほぼすべての児童生徒の歯科検診が行われています。つまり、成人するまでは、歯科健診・検診を通してむし歯や歯並び、歯肉の状態についてチェックを受ける機会が定期的にあり、その結果が歯科にかかる良いきっかけの一つになっていることは間違いありません。

一方で、成人の場合はどうでしょうか。平成26年に行われた前述の『歯科医療に関する一般生活者意識調査』では、１年間に歯科健診・検診を受けている人は52・1パーセントでした。この数字は平成23年の同調査（46・6パーセント）に比べ上昇しており、歯科疾患と全身の病気との関係（第４章１節を参照してください）など、口の健康の重要性について各種メディアを通して見聞きするなかで、歯や歯肉の健康に関する意識が高まりつつある現状を反映していると考えられます。しかし、言い換えると歯科健診・検診の受診率は未だ50パーセントを少し越える程度にとどまっているというのが実状です。定期的に歯科健診・検診を受診して、早めに歯科治療を受ける習慣を維持することが歯を失うリスクを低減することが明らかとなっていますので、この数字はまだまだ低いと考えざるを得ません。

読者の中に、長らく歯科医院から遠ざかっている方がいたら、この本の「第2章3節　早く気づこう歯周病」のセルフチェック法を見ながら歯周病の初期症状についてチェックしてみてください。「該当することがあるけど、本当に治療の必要があるのかな?」と思ったら、まず自治体の歯科健診・検診の受診を検討してみてはいかがでしょうか?

一時、歯科健診・検診がなおざりにされていた時期がありましたが、「歯科口腔保健の推進に関する法律」が平成23年に公布・施行されて以来、多くの自治体や健康保険組合が一般の方や妊婦の方を対象に、再び歯科健診・検診に力を入れるようになってきています。お住まいの地域のホームページや広報誌などで、対象年齢や自己負担金（無料～数百円程度）などの情報を確認することができますので、ぜひ活用して、専門家である歯科医師の意見を聞いてみてください。

　もちろん、必ずしも健診・検診だけが歯科受診のきっかけではありません。この本をお読みいただき、口の健康に対する意識が高まった方が、「ただチェックのためだけに」歯科健診・検診の受診をご検討頂ければ、著者冥利《みょうり》に尽きます。

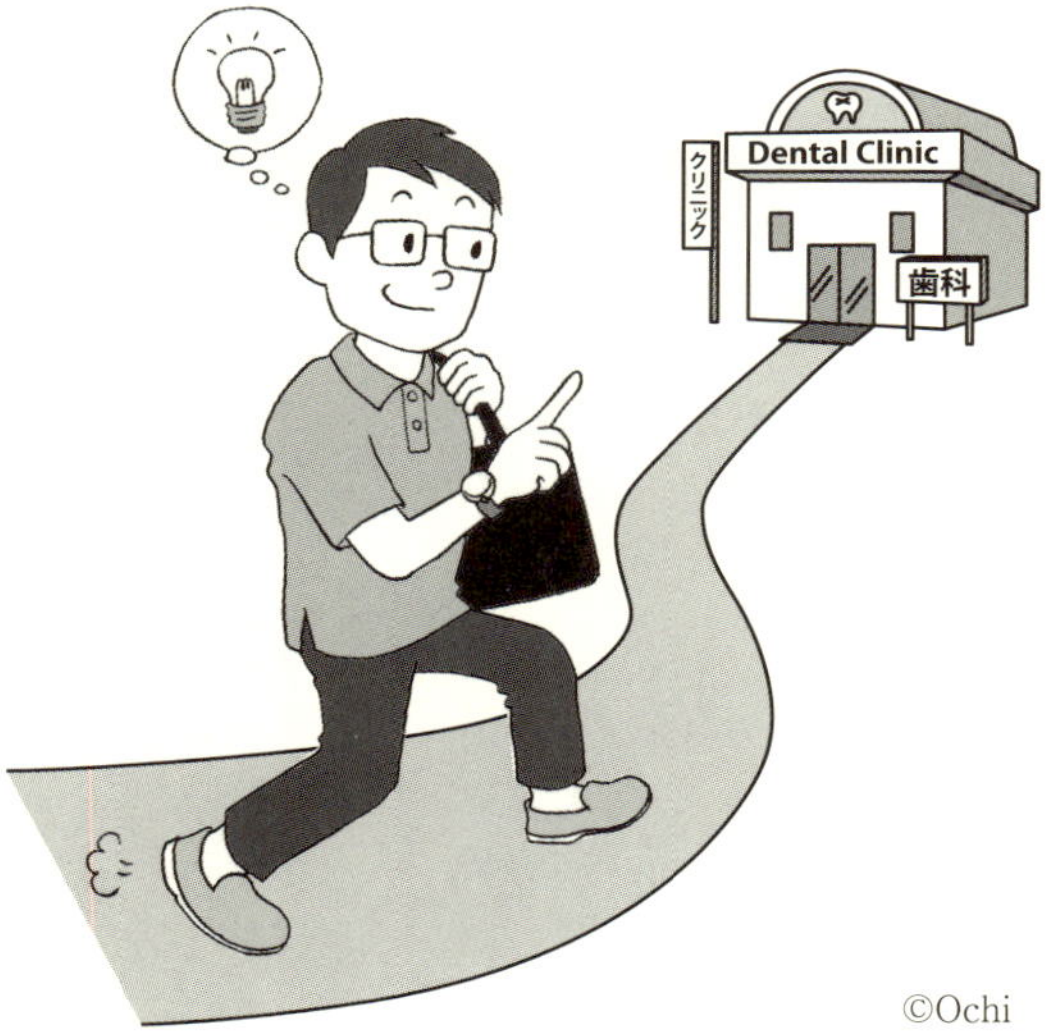

©Ochi

ただチェックのために歯科医院を受診する

遠くの名医より近くの専門医

いざ歯医者にかかろうと決心しても、「どの歯医者にかかればいいの？」と悩んでしまう方もいるのではないでしょうか。今では、主要な駅の周辺に、数件の歯科医院がある状況も決して珍しくありません。どの歯医者にかかればいいのか迷ってしまう気持ちもよくわかります。

医科には内科、外科、眼科、耳鼻科、皮膚科などの専門性があるのと同じように、歯科にも口腔外科（抜歯や外傷などの治療をする）、小児歯科（小児の治療を専門にする）、補綴《ほてつ》科（入れ歯や被せ、インプラントなど、歯が欠けたり無くなったりした場合に人工物で補う）、矯正《きょうせい》科（歯並びの治療をする）などに分かれ、それぞれに専門性があります。もちろん、歯周病に対しても、より専門的な知識と経験を有する歯周病専門医がいます。

歯科のいずれの分野においても、学会がそれぞれの分野に精通し一定の要件を満たした歯科医師に対して、認定医や専門医などの認定をしており、学会のホームページ等で都道府県別に検索することができます。歯周病でお悩みの方は日本歯周病学会のホームページ（www.perio.jp）から認定医・歯周病専門医の名簿一覧を見ることができますので、歯科医院選びの参考にしてみてください。

ただし、「歯周病治療の名医として有名だから」という理由で、何時間もかけて通院するのはあまりお勧めできません。この後の内容にあるように、歯周病の治療をちゃんと受けていただくには、歯科医院と長いお付き合いになります。なるべく通院しやすい歯科医院を選ぶことも、大切な要素の一つです。

歯医者さんにはどうやってかかり始めたらよいか、とまどう方は、次を参考にしてみてください。

予約を取る　歯科受診の準備についてです。まず、電話で予約を取りましょう。多くの歯科医院では治療が予約制になっていますので空いている時間を確認してから受診することが大切です。

持ち物　次に、持っていくものです。保険証や医療証は保険診療を受けるためには必須です。服薬の情報が必要になることも多いのでお薬手帳を忘れずに持っていきましょう。日頃使っている歯ブラシや歯間ブラシなどの清掃器具を持っていくとブラッシング指導を受けるときに効果的なばかりでなく、患者さんのお口にあった歯ブラシを使っているかどうかも見てもらえるという利点があります。

ブラッシング（歯磨き）と入れ歯の洗浄　歯科医院に行く前には、歯を磨きましょう。入れ歯を使用されている方は、洗ってから行きましょう。歯に汚れが残ったままでは、検査や診断の妨げになってしまうことがあるからです。

何て言ったらいい？　続いて、歯科医師とのコミュニケーション（やりとり）をうまくおこなうコツについて簡単にまとめます。最初に一番気になることを一つ伝えましょう。そのあとで、他にも気になることがあれば伝えてください。患者さんの思う重症度と治療の優先順位は必ずしも一致しませんが、よく歯科医師の説明を聞き治療方針について希望があれば、それを伝えることも忘れずにしましょう。治療内容について気になることがあれば、遠慮しないで質問してください。治療を中断させてしまうのではないかと心配する必要はありません。歯科医師も患者さんに治療内容を理解し、納得してもらった上で治療を受けてもらいたいと思っています。そして、何よりも、その歯科医師が信頼できると思ってから治療を受けてください。歯周病の治療は患者さんと歯科医師が協力してはじめて成功するからです。まさに患者さんにとっては「信じる者こそ救われる」です。

定期的に受診　一通り治療が終わっても、定期的に歯科を受診しましょう。本節の最初に書きましたが、早期発見、早期治療が最も大切です。定期的に歯科を受診することが、最も賢い歯医者のかかり方といえます。病気が悪くなればその分、治療の回数も増えますし、費用もかかることになります。

「痛みがなくなったから」「よくかめるようになったから」と自分だけの判断で歯医者にかかるのを終えるのではなく、その後の定期健診・検診についても歯科医師からしっかり説明を聞いて、検討してみてください。

2 いざ検査と治療へ

症状と検査と診断と

歯周病の治療を希望して来院された患者さんに、「今日はどうされましたか？　どんな症状がありますか？」とうかがうと、かなりの割合で「歯ぐきが腫れて痛いです」という返事が返ってきます。さらによく聞いてみると、大多数の患者さんが「前から変な感じはあったんですけど……」とおっしゃいます。

つまり、歯肉（歯ぐき）の異常に気づいてはいたが、強い痛みがなかったり、腫れて数日で自然に症状が治まったために、我慢できない痛みが出るまで放置してしまったという方が多いようです。

このように歯周病は、かなり進行するまで強い症状が出にくい病気です。では、歯科医院ではそんな歯周病の病状をどのようにして調べ、治療するのでしょうか？　順を追って説明していきましょう。

問診　まず、初めに行われるのが病状の聞きとり、いわゆる問診です。患者さんが最も治したい問題（主訴）の質問から始まり、これまでにどのような症状があったか、いつごろから症状を自覚するようになったか、どのようなときに症状が出るのか、これまでにどのような治療を受けたことがあるか、何が症状の原因になっていると考えられるのかなどを、聞き取ります。また血圧の状態や常用薬の有無など、現在の全身の健康状態やこれまでに経験した病気やその治療の経緯、感染症の有無なども確認します。これらのことは一見、歯科での治療とは関係ないように感じるかもしれませんが、常用薬の中に歯肉を腫れさせる副作用をもつものが含まれているかもしれないのです。また、治療に際して麻酔をしたり、お薬を使ったりする上で、また院内感染を防止する上でも大切な事項ですので、できる限り正確に詳しく答えてください。

診察　その後、口の中の診察に移ります。口の中の状態を大まかに把握するために、現在どれくらいの歯が残っているのか、また過去にどのような詰め物や被せ物などの歯科治療が行われているのかを調べます。そしていよいよ、症状のある場所の細かな検査が始まります。これまでの章で勉強したように、歯周病は口の中の細菌が主な原因となって起こる病気で、患者さんの訴える主な症状は歯肉の腫れなどの炎症であり、そのまま放置して重症化すると歯を支える組織（歯周組織）の破壊が進んでしまう病気です。そのため、歯周病の検査では、プラーク（細菌の塊）が口の中にどれくらい存在するのか、歯肉の腫れの程度はどの程度なのか、歯周組織の破壊がどの程度まで進んでいるのかなどを、細かく検査していきます。

それではどのような検査があるのか、基本的なものを一つずつ説明していきましょう。

＊

ポケット検査（歯肉の腫れを調べる）　まずはポケット検査です。歯と歯肉の間には歯周病に罹《かか》っていなくても1〜2ミリ程度の深さの溝（歯肉溝《しにくこう》）があり、これが歯周病のために深くなったものをポケットと呼ぶことをこれまでにも、説明しました。

このポケットは、歯肉の腫れが強くなったときや歯周組織の破壊が進んだときに深くなるので、その深さを測定することで歯周病の状態や程度を、大まかに知ることができます。そのためこのポケット測定は、歯周病の検査の中でも最も重要なものとなっています。

さらに、このポケットの深さを測定する際の歯肉からの出血の有無やポケットからの膿の出方を調べることで、ポケットの底《そこ》の部分、つまり歯周病が進みつつある最前線の炎症の強さの程度を知ることができます。

これらの検査をポケット検査と呼びますが、検査の際には、人によっては多少のチクチクとした痛みを感じることがあります。しかし歯周病の診断を行うために必須の検査ですので、しっかり検査を受けましょう。

この検査を希望する場合は、「歯ぐきの検査をお願いします」と言っていただければわかります。歯肉（歯ぐき）の治療を希望しない場合や歯肉の炎症がひどすぎて、検査できない場合を除き、どこの歯医者でも治療を行う前には必ず調べます。

エックス線検査（歯槽骨《しそうこつ》の破壊の程度を調べる）　次に、歯周病の検査ではエックス線検査も重要です。歯周病が進むと歯を支えている歯周組織の破壊が起こりますが、エックス線検査を行うことで歯周組織の構成要素のうち、歯を支えている骨（歯槽骨）の状態を調べることができます。

歯槽骨の量が少なくなると、歯がぐらぐら揺れるようになり（歯の動揺《どうよう》）、ものをかむことが難しくなるだけでなく、歯が伸び出してきたり（歯のてい出《しゅつ》）、位置が動いてしまうこと（歯の移動）もあります。

また、骨の残っている量が少ない場合や、形が悪い場合には、治療の方法が制限されることや、いくら治療を行っても良い結果が得られないことがあります。しかし、歯槽骨の量や形態は外から目で見ることができませんので、歯を支える骨の量がどのくらい残っているか、また骨の破壊がどのように進んでいるのかを知ることができるエックス線検査は、大変重要な検査の一つになっています。

プラークの付着状態チェック　歯周病の原因は歯と歯肉の境目に付着したプラーク（細菌の塊）ですので、どの歯にどれくらいの量のプラークが付着しているかを調べる検査も重要です。今までに歯医者さんで歯磨き（ブラッシング）指導を受けた経験のある方はご存知かと思いますが、歯の表面に付着したプラークを赤や青の染色液で染め出して、その付着状態を調べる検査が行われます。

自分ではいくらブラッシングをしっかりしているつもりでも、実は上手く歯ブラシの毛先が当たっておらず、常時分厚いプラークが付着したままになっていることも多いのです。

これらの検査に加えて、歯が実際にどの程度揺れているのかを調べる検査（歯の動揺度《どうようど》検査）や、大臼歯の歯の根の分かれ目（分岐部《ぶんきぶ》）の状態を調べる検査（根分岐部《こんぶんきぶ》検査）、さらには歯周病の進行に影響を与えるかみ合わせの検査などを行い、その結果を基に総合的な診断を行って、治療の方針を決めていきます。

しかし、歯周組織の状態が非常に悪く、治療を行ってもその歯を残すことが不可能であると判断された歯に関しては、この段階で抜歯《ばっし》の決断が必要になることもあります。

なにはなくともプラーク除去

古来より多くの人が歯周病に苦しんできました。歯周病の原因がプラークであることは、1960年代半ばに行われた臨床研究で明らかにされました。すなわち、歯肉が健康な被験者が、ブラッシングを中断すると、歯の表面にプラークが蓄積し、それに伴い歯肉炎が発症し、ブラッシングを再開すると健康な歯肉に戻ったという研究結果でした。そのことがわかるまでは、歯周病には有効な治療法がありませんでした。しかし、原因が明らかになり、プラークを除去することによって歯周病が良くなるということが示されてからは、歯周病の治療法に関する知識が急速に集められ、現在では保険診療にも確立された治療体系が導入されています。

繰り返しになりますが、歯周病の治療（歯周治療）を成功させる上で最も基本的かつ大切なことは、**プラークの除去（＝プラークコントロール）を確実に行うこと**です。そのため歯周治療の開始にあたっては、患者さん自身でプラークコントロールを行うための技術指導（**ブラッシング指導**）と、**歯石（プラークが石状に固まったもの）の除去**が第一に行われます。

歯肉に膿がたまって大きく腫れるなどの急性症状のある患者さんには、歯肉に麻酔を打っても麻酔が効きにくいことから、急性症状を抗生剤の服用でいったん抑えて、後日、麻酔を効かせて、痛みを除去した上で、歯石の除去などの処置を進めていくこともあります。

歯周病の治療を受けに来られた方には治療に先だって問診の際に「これまでに歯周病の治療を受けたことがありますか？」と患者さんにうかがうことがあります。そのような時、「ブラッシング指導だけで治療らしい治療はしてもらっていません」もしくは「歯石の除去しか、してもらっていません」というお答えが返ってくることがよくあります。患者さんからみれば、短期的には効果が見えにくいブラッシング指導よりも、病状を激的に早く改善するような治療をしてもらいたいという期待があるために、このような答えが多くなるのだろうと思いますが、実は**ブラッシングこそが、**

歯周病の治療の中核なのです。

治すために最も重要なこと

普段の生活の中での患者さん自身によるプラークコントロールがちゃんとできていなければ、歯科医院で歯周病の治療を受けたとしても、その効果はうまく上がりません。この事実を知っていただき、歯周病を治すためには「歯医者さんにお任せ」するだけではなく、患者さん自身が「治す努力（＝ブラッシングを継続する）」をすることが重要であるという意識を持っていただければと思います。

＊

さて、ここまでプラークコントロールの重要性を述べてきましたが、歯周病がある程度以上に進んでしまっている場合、腫れた歯肉に隠された歯根の表面（そこはポケットの中になるのですが）には、茶褐色の非常に硬い歯石が沈着していることがほとんどです。この歯石はプラークコントロールを行う上で大きな問題になりますが、たいへん硬いので、患者さん自身のプラークコントロールでは除去することができません。そこで歯科医院で（場合によっては歯肉に麻酔をかけた状態で）除去してもらうことになります。歯石の付着状況にもよりますが、通常、全部の歯の歯石を除去するには、2〜6回程度の通院が必要になると思います（102頁の「スケーリングって？　ルートプレーニングって？」を参照）。

またそれ以外に、かみ合わせの異常や生活習慣などが歯周病の状態を悪化させる要因（増悪因子）になっていることがあります。したがって、このような「歯周病に悪影響を与える因子」に関しても、可能な限り取り除く努力をします。

歯周治療は現在では整然とした体系化がなされており、各々の段階でどのような治療を行うべきかが示されています。これに基づいて、歯周病の基本的な治療、すなわち病気の原因であるプラークの除去を主体とした治療が一通り終了した後は、治療効果を確認するための検査を行います。

この検査は「再評価」と呼ばれ、

- 原因であるプラークは確実に除去されたか?
- 原因が除去された後の歯肉の治癒反応は良好か?
- 良好に治癒したとすれば、良くなった状態を長期間維持するための条件は整っているか?

などの事項を確認していきます。原因の除去が確実に行われているか否かを確認するためには患者さん自身によるプラークコントロール（セルフプラークコントロール）の状態や、歯石の取り残しの有無などを調べます。

また、歯周組織の治癒状況を調べるために、ポケット検査や、歯の動揺度の検査などが行われます。さらに、治癒状態を維持できる環境が得られているかどうかを調べるために、かみ合わせの異常が無いか、歯ぎしりなどの悪習癖が無いか、金冠などの被せ物や入れ歯の状態は良いか、患者さん自身によるプラークコントロールを難しくするような歯の形や歯並びの異常は無いかなど、多くの事項を細かくチェックしていきます。

大多数の患者さんは基本的な歯周治療のみで病状がほぼ改善しますので、その後は健康な状態を維持して再発を予防することを目的とした、後のページで説明する「メインテナンス（ＳＰＴともいいます。98頁を参照）」といわれる治療ステージに移行します。しかし原因除去に問題が残っていると診断された場合には、再び基本的な治療に戻って、徹底的な原因因子の除去を行う必要があります。メインテナンスでは、患者さんの歯周病の進行程度を再検査し、異常が認められない場合には、主にブラッシングの仕方を確認し、ブラッシングしにくい部分のプラークや歯石を取ります。歯科医院によっては、上記の処置に加えて、歯の表面にステイン（食べ物や飲み物による着色）が付着しやすい患者さんには着色除去を行ったり、むし歯になりやすい方にはフッ素塗布を行ったりする場合があります。

基本的な治療で良くならない時は

治療効果の確認（再評価）において、基本的な治療だけでは取り除くことが難しい問題が残っていると診断された場合や、長期間にわたり健康な歯肉（歯ぐき）を維持するために対処しておくべき問題があると診断された場合には、一歩進んだ治療が必要になることがあります。

このような基本治療後に残された問題を解消するための治療を修正治療といいます。具体的には歯肉を下支えする歯槽骨の形の修正や歯周組織の再生などを行うための**歯周外科治療**、歯並びを治して安定したかみ合わせを得るための**矯正治療**、歯を失ってしまったところに被せ物や入れ歯、インプラントを入れる**補綴《ほてつ》治療**などが、この修正治療として行われます。

患者さんにお話をうかがうと、これらの治療こそが歯周治療だと思っておられる方もおられますが、「治すために最も重要なこと（93頁）」でも述べたように、修正治療は基本的な歯周治療が成功して初めて実施できる治療です。言い換えると、プラークコントロールができていないうちにこれらの治療を行っても、決して良い結果は得られません。

メインテナンス（定期検診）が大事です

歯周病は口の中に常時棲《す》んでいる細菌が原因となって起こる病気ですので、治療によっていったんは状態が良くなっても、普段のブラッシングの状態が悪いと高頻度で再発することが知られています。

そのため、再発を防ぐためには、口の中の清掃状態をいつも良好に維持しておくことが大切です。しかしながら、治療が終わって長期間が経過すると、患者さん自身での清掃状態はしだいに悪くなってしまう傾向があります。そこで、定期的に歯科医院を訪れ、清掃状態を確認してもらい、必要に応じて早期治療を受けることが大切です。

積極的な治療に引き続いて行われる、このような継続的な治療を、「**メイ**

ンテナンス（定期検診）」と呼びます。治療後長期間が経った後に調べてみると、メインテナンスを受けている患者さんは、受けていない患者さんと比べて歯周組織の状態が良く、残っている歯の数が多いことが知られていますので、**メインテナンスは歯を残す上で大切な治療**ということができます。また、本章1節の「歯医者さんに行こう！」を参考に、市町村などの助成も活用して歯肉の健康を維持しましょう。

歯周病の検査と治療 Q&A

Q　**歯周病治療はすべて健康保険適用内でできるのですか？**

A　歯周病の治療に必要なほとんどの検査や治療は、健康保険の適用を受けることができます。ただし、歯周組織再生を目的とした治療の一部などに、健康保険が使えないものがあります。

Ⓠ　一度下がった歯肉は元に戻りませんか？

Ⓐ　歯肉の下がり方にもいろいろな型がありますが、そのうち一部のものに関しては、見かけ上、歯肉が戻ったように見せることができることがあります。しかしほとんどの場合、下がった歯肉を安定して元の状態に戻すのは非常に困難です。

Ⓠ　冷たいお水がしみるのも治せますか？

Ⓐ　冷たいお水などがしみる症状を知覚過敏《ちかくかびん》といいます。知覚過敏の原因はむし歯や歯の亀裂、歯根の一部露出などさまざまですが、歯周病そのものが知覚過敏の原因となることはありません。しかし歯周病の進行や歯周治療の結果、歯肉が下がって歯根が口の中に露出したことが原因で、知覚過敏が起こることがあります。その場合は歯根の表面にシミ止めのコーティングを行ったり、知覚過敏用の歯みがきペーストを使用したりして、症状の軽減を図ることが一般的です。場合によっては歯肉の移植を行って露出した根面を覆《おお》うことで、知覚過敏の改善を図ることがありますが、実施

できる症例は非常に限られます。

Ⓠ 歯周病治療ではどんな薬を使いますか？

Ⓐ 歯周病の治療においては、細菌感染の症状が強く出ているとき（たとえば、歯肉が膿んで腫れているときなど）に服用、もしくはポケット内に投与する抗生剤、腫れや痛みを抑えるために服用する鎮痛剤、処置時に局所麻酔をするための麻酔薬（注射）、ポケットの洗浄に用いる消毒剤などを使用します。

Ⓠ 歯は抜かなくてはなりませんか？

Ⓐ これは症状次第です。もちろん、患者さんの意向はできるだけ尊重しますが、いくら残したいとの希望があっても、重症の歯周病では抜歯《ばっし》が残された唯一の治療法となっている場合や、周囲の歯に悪影響を及ぼさないために抜歯を選択すべきと判断される場合もあることをご理解ください。

スケーリングって？　ルートプレーニングって？

歯科では、歯の表面に付いた「歯石」などの沈着物を除去することを、「魚のウロコ（scale《スケール》）取り」になぞらえてスケーリングといいます。お口のお手入れが十分でない場合、歯の表面にはいろいろな沈着物が付いてしまいますが、中でも歯周病と大きなかかわりをもつのが「歯石」です。歯石は、歯の表面に付着したプラークが、唾液などに含まれるカルシウムの影響を受けて石のように硬くなったもので、形成される場所が歯肉の位置よりも上か下かで、その性状が大きく異なります。歯石取りの器具も販売されているようですが、自分で除去するのは大変難しく（というより不可能に近く）歯肉を傷つける可能性が大ですので、ぜひ歯科医師にお任せください。

歯肉よりも上に付いている歯石は黄白色で、比較的柔らかくチョークくらいの硬さなので、高速で微振動するチップを備えた機械（超音波スケーラーなど）を用いて、比較的容易に除去することができます。一方、歯肉より下（すなわちポケットの中）の歯根表面に付く黒色の歯石は非常に硬く、また歯根の表面を覆《おお》うセメント質に強固に付着しているので、専用に設計された手用《しゅよう》のハンドスケーラーを用いて除去する必要があります（図3－1）。

スケーリングを行って歯石を除去すると、歯肉の炎症が消失して歯肉と歯根がピタッと寄り添うようになり、歯周病は治癒へと向かいます。しかし、歯肉縁下プラークが産生した有害物質がセメント質内に染み込んでいる場合には、歯肉と歯根面がうまく付着できないため、治癒が進みません。これを改善するためには、汚染されたセメント質を削って取り除き、さらに治癒に適した平滑な状態に歯

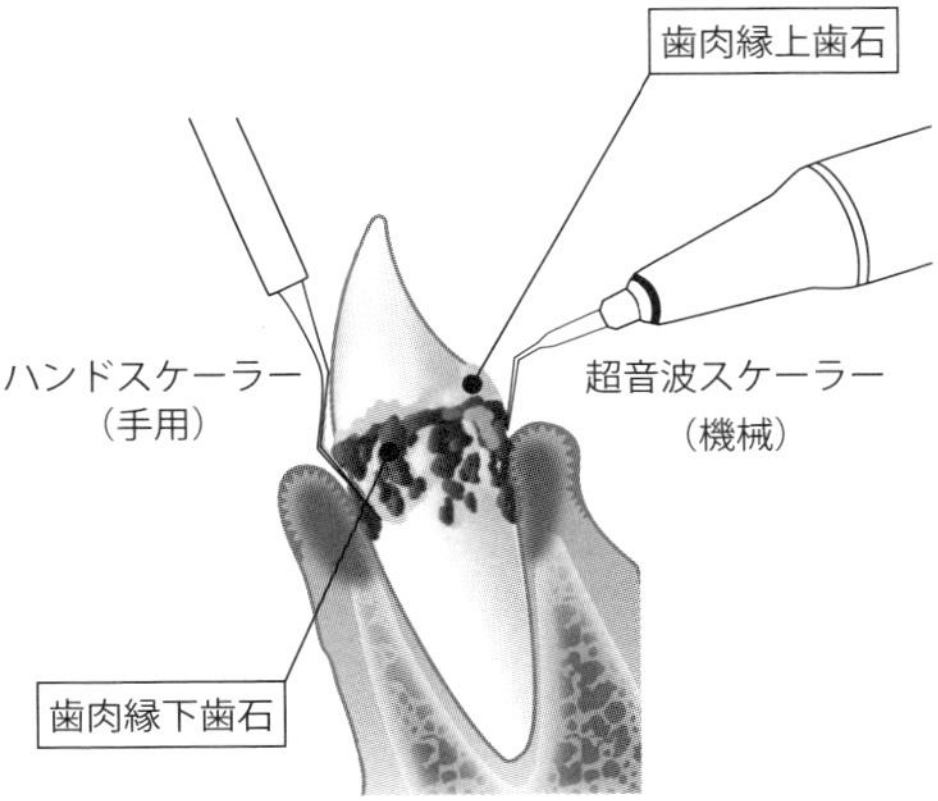

図3-1　スケーリングとルートプレーニング
「nico」（クインテッセンス出版）2015年4月号を一部改変

根面を整えるための治療が必要になります。このように、歯根面を治癒に適した清潔でつるつるの状態に仕上げる治療を、**ルートプレーニング**といいます。

最後の手段は組織再生

歯周病はほとんどの場合、プラークコントロール（ブラッシングと歯石除去という基本的な治療）のみで病状が改善します。しかし、歯周病の重症化や歯ならびの悪さのために、歯を下支えしている骨の形がいびつになっている場合には、スケーリングやルートプレーニングが十分に行えないことがあります。また歯肉の形が極端に悪い場合には、いくら患者さんが丁寧に時間をかけてブラッシングを行っても、プラークコントロールが十分にできないことがあります。

このような場合には、**歯周外科治療**といわれる治療、つまり歯肉を外科手術によって開き、患部が直接的に見える状態で、歯石の除去や感染した組織の除去、さらには骨の形の修正や歯肉の形の修正などを行います。この治療によって病状が改善し、プラークコントロールが行いやすい歯周組織の環境が作られます。その反面、歯根の露出が大きくなることもあり見た目が悪くなったり、歯がしみやすくなることがあります（図３－２）。

近年では、この歯周外科治療の際に、病気の進行によって失われてしまった組織を再生させるための治療が行われることもあります（図３－３）。この手術は歯周組織再生療法と呼ばれ、従来の治療よりも理想に近い結果を期待できますが、現時点ではまだ技術的な制約が多く、骨

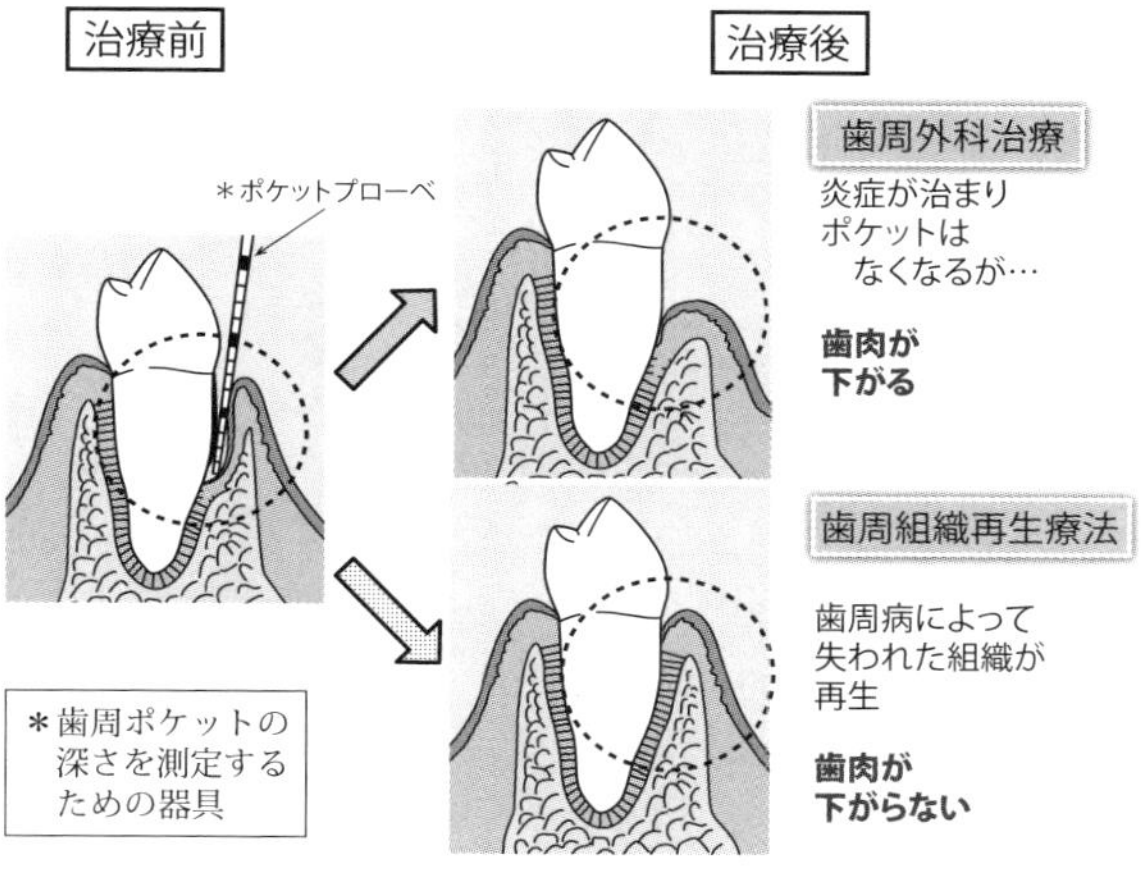

図 3-2　歯周外科治療後の歯肉

の破壊の程度などがある一定の条件を満たす場合でなければ、この治療を行うことはできません。

　このように、これまでの歯周組織再生療法には、現状ではいくつかの改善が期待される課題が残されていました。そこで、私たちの研究室では、新しく血管を作り出す作用に加え、歯周組織を再生する力を持つ幹細胞《かんさいぼう》の数を増やす作用をもった塩基性《えんきせい》線維芽細胞《せんいがさいぼう》増殖因子（ＦＧＦ－２と略されます）と呼ばれるタンパク質を、歯周外科治療時に歯を支える歯槽骨の欠損部へと投与することにより、歯周病が原因で破壊された歯周組織の再

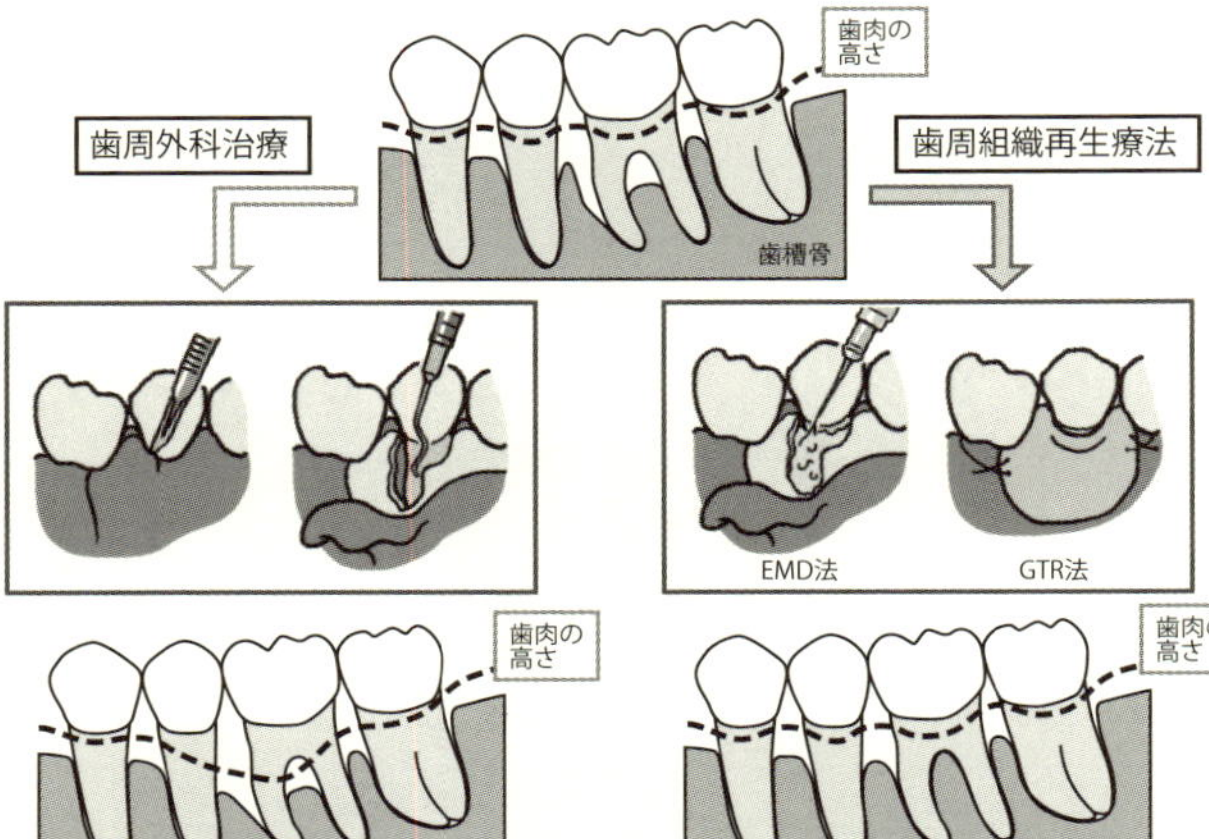

図 3-3　これまでの歯周組織再生療法

生を人為的に誘導する、新しい歯周組織再生剤の開発に取り組んできました。

長い年月をかけて、２０１６年に国内での製造販売の承認が得られ、健康保険で治療が受けられるようになりました。日本発・世界初の歯周組織再生誘導剤「リグロス®」が誕生したことになります（写真３－１）。生まれたばかりの新薬ですから、歯周病治療に取り組んでいる多くの歯科医師の先生にこれから使ってもらい、その有効性と安全性を自らの手で確認してもらうことになります。そして、我が国における標準治療の一つへと育っていくことが期待されています。

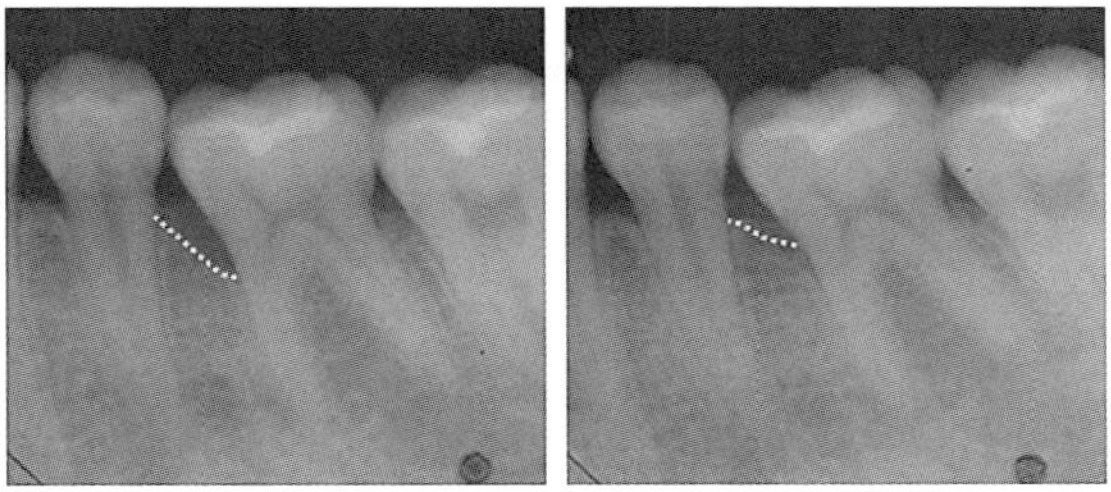

写真 3-1　歯周組織再生剤（リグロス®）の投与により誘導された歯槽骨の再生
点線は、歯槽骨の高さを表す。（左：術前、右：リグロス投与９カ月後）

3 要介護者にも口腔ケアを

Eさん　「先生に一つお聞きしたいことがあるんですけど」

歯科医　「はい、どんなことですか？」

Eさん　「実は、母が1か月前に脳卒中で倒れまして……」

歯科医　「それは、大変でしたね」

Eさん　「一命は取りとめたのですが、それ以来、寝たきりになってしまいましてん。それで、先生、相談ですが、母の歯磨きとか歯の治療はどうすればいいんですか？　私、母の口の中のこと、全然知らへんし、入れ歯を入れているんかどうかもわからへんし」

歯科医　「寝たきりになっても歯磨きは必要ですし、口の中のケアは健康な人よ

り も気を付けないといけません。口の中の汚れが肺炎の原因になることもありますからね」

Eさん「やっぱりそうですよね。以前、テレビで見たような気がします」

歯科医「お母様のかかりつけの歯医者さんに、訪問診療に来てもらえないかどうか、一度相談してみてはいかがですか？　かかりつけの歯科医師はお母様のお口の中の状態を一番理解していると思いますので、お母様もきっと安心するでしょうしね」

Eさん「ありがとうございます。じゃあ、早速電話してみます」

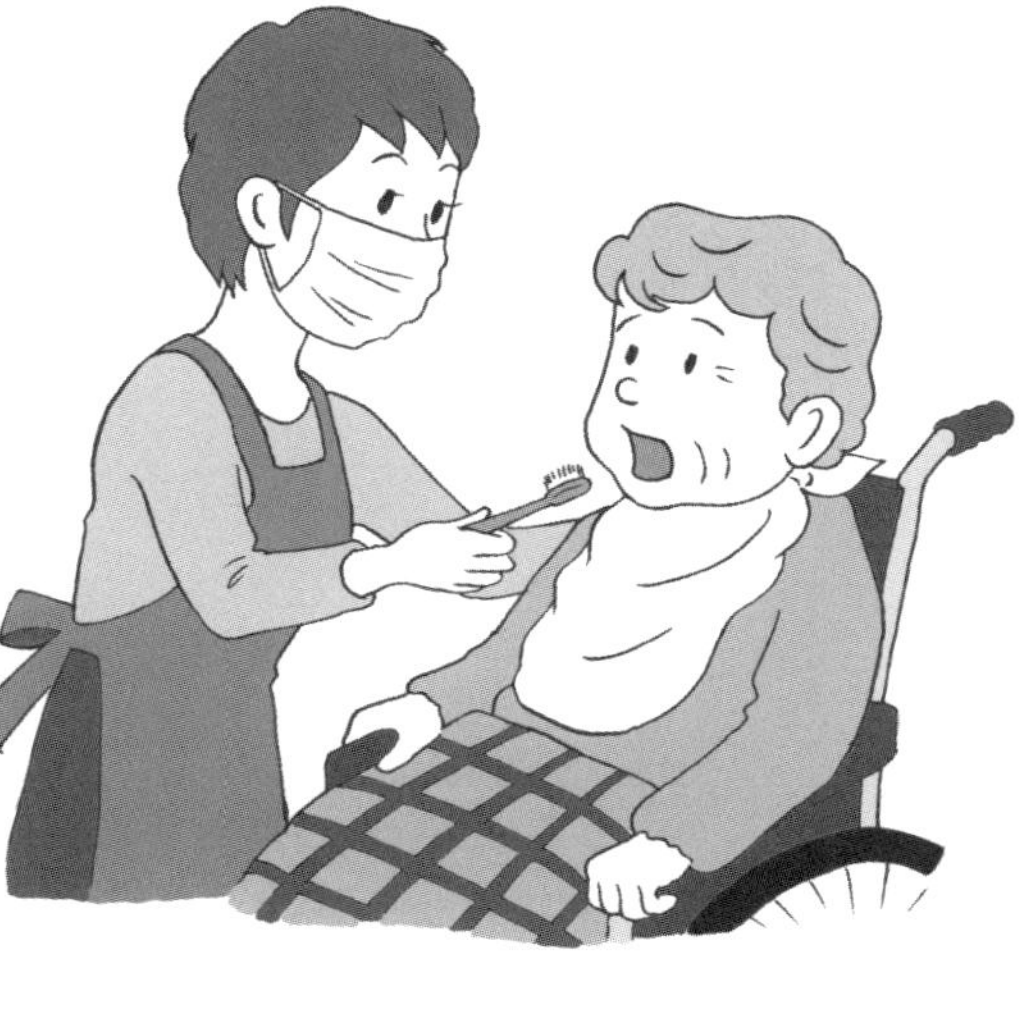

©Ochi

要介護者の口の中

「健康寿命」について「はじめに」で説明しました。寿命の中で健康な期間、すなわち自立した生活ができる年数である健康寿命を越える期間は、病気を抱えたり、生活に誰かの助けが必要になったりするわけです。

２０１６年「敬老の日」の総務省統計局の発表によると、日本はおよそ３・７人に１人（27・５パーセント）が65歳以上の高齢者です。この超高齢社会の中で、日常生活に介護や支援が必要とされる人の割合は年を重ねるとともに増加し、75〜79歳で約13・７パーセント、80〜84歳で約28・４パーセント、85歳以上では約59・１パーセントとなります。今後、さらに社会の高齢化が進むにつれて、要介護者の数が増加することは間違いありません。しかし、現状でも看護や介護、施設など要介護者を取り巻く環境が十分に備わっているとは言い難く、老老介護などの数多くの社会問題があることは言うまでもありません。

要介護の状態になると、当然のことながら家族の人たちは、まず、外見からわかる体の機能や状態に目が行きがちです。先ほどのEさんのように、要介護者の方の「口の健康」を早々に気にかけていただくことは難しいかもしれません。しかしながら、口からおいしく食事が続けられるように、そして人としての尊厳を守るためにも、口腔の健康を維持し続けることは大変重要です。

要介護状態にある人の口の中の一例をご覧ください（写真3－2）。口の中の状態は、介護が必要になった主な原因（図3－5）にも左右されますが、一般的に清掃状態が非常に悪くなります。

たとえば、関節リウマチや脳卒中により利き手が不自由になると、歯ブラシが十分に動かせなく

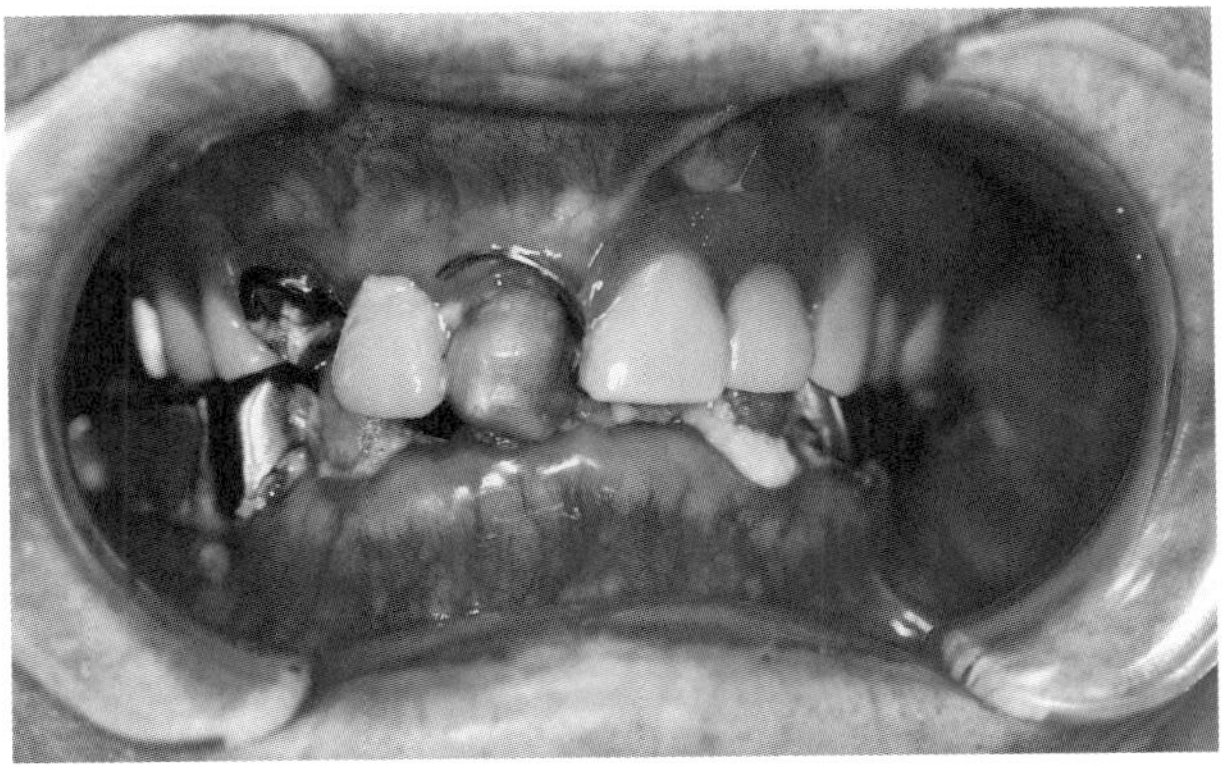

写真3-2　要介護者の口の中の例

なります。また、麻痺が顔に及ぶ場合には、舌や頬を思うように動かすことができなくなったり、口の中に食べ物が残ったままになっても気づきにくくなったりします。

さらに、こうして不潔になった口の中の環境と合わせて、嚥下《えんげ》（ものを飲み下すこと）に関与する筋肉の機能が十分でない場合などには、誤嚥《ごえん》（食べ物や唾液を肺の方へ飲み込んでしまうこと）が生じやすくなり、誤嚥性肺炎《ごえんせいはいえん》の危険が上昇することになります。近年増加している認知症では、口の中で起こった問題が家族や介護者に伝わらずに放置されることが多いうえ、患者本人から歯科治療への協力が得にくいケースも多いのです。

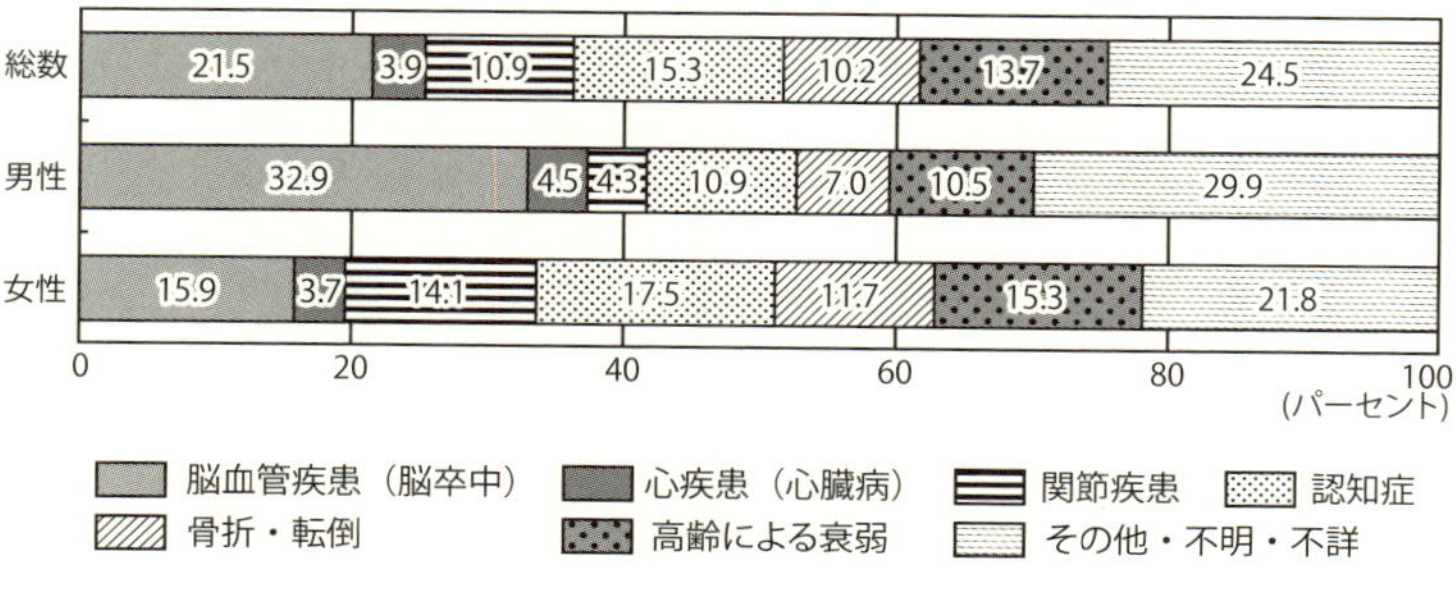

図 3-5　性別にみた介護が必要となった主な原因

資料：厚生労働省「国民生活基礎調査」（平成22年）

要介護者の口腔ケア――傾向と対策

口の中の温度は、36～37度に保たれていて湿った状態ですので、細菌にとって、とても居心地のいい環境です。高齢になるとともに、唾液の分泌量が減少しますし、舌や頬の動きが悪くなるために口の中の自浄作用が低下していきますので、細菌の数はさらに増えてしまいます。口の中の細菌の種類も、むし歯や歯周病の原因となる細菌ばかりでなく、免疫力の低下により日和見感染《ひよりみかんせん》（体の抵抗力が落ちて体内に存在する菌が活発になること）の原因菌が増えてくるのも高齢者の特徴です。

先に述べたように、要介護の状態になると、ブラッシングや入れ歯の清掃が難しくなることで、さらに口腔内の清掃状態が悪くなり、口の中の細菌数が増えることは、むし歯や歯周病、さらにはさまざまな粘膜疾患を引き起こすばかりか、誤嚥性肺炎の原因となります。日本人の死因は、がん、心疾患、脳血管疾患、肺炎と続きますが、実は85～89歳では肺炎が3位、

90歳代では2位となっています。その肺炎の多くが誤嚥性肺炎であると診断されていることからわかるように、口の中の汚れが死につながるといっても過言ではありません。このようなリスクを少しでも減らすために、口腔ケアが必要となるわけです。

では、具体的にいつ、どのように口腔ケアを行えばいいのでしょうか？口腔ケアは毎食後行うことが基本となります。特に、麻痺によって舌や頬の動きが悪くなっている方は、食事の後に飲みこめないままになった食べ物が口の中に残ってしまうことが多いですので、毎食後の口腔ケアが必要です。どうしても毎食後に口腔ケアを行うことが難しい場合には、細菌の増殖する就寝前に口腔ケアを行うことが推奨されます。

では、要介護者はどのように口腔ケアを行えばいいのでしょうか？まず、ぶくぶくうがいで口の中に残った食べかすを出すように促します。うがいが難しい方には、口腔ケアスポンジ（写真3－3）を水に湿らせて、絡《から》み付けるように取り除いたり、口腔ケア用のウェットティッシュを指に巻きつけて口の中を拭《ふ》き取ったりするとよいでしょう。

同時に頬や舌の粘膜についた汚れを拭き取るとよいでしょう。次に、歯ブラシですが、これは一般の方法（第4章3節で紹介します）と同じです。デンタルフロスや歯間ブラシなどの補助器具も忘れずに使用します。また、舌の清掃にも心がけましょう。舌には舌苔《ぜったい》と呼ばれる白っぽい付着物（舌の角質と細菌、汚れの塊）があり、口臭の原因の一つとなります。舌の清掃は舌ブラシ（写真3－4）を使って一日一回行うように心がけましょう。

入れ歯の清掃も大切です。入れ歯の表面にも細菌が増殖しますので、ブラシで除去する必要があります。入れ歯専用のブラシは耐久性に優れていますが、普通の歯ブラシでも代用できます。ただ、入れ歯に歯磨き粉は使

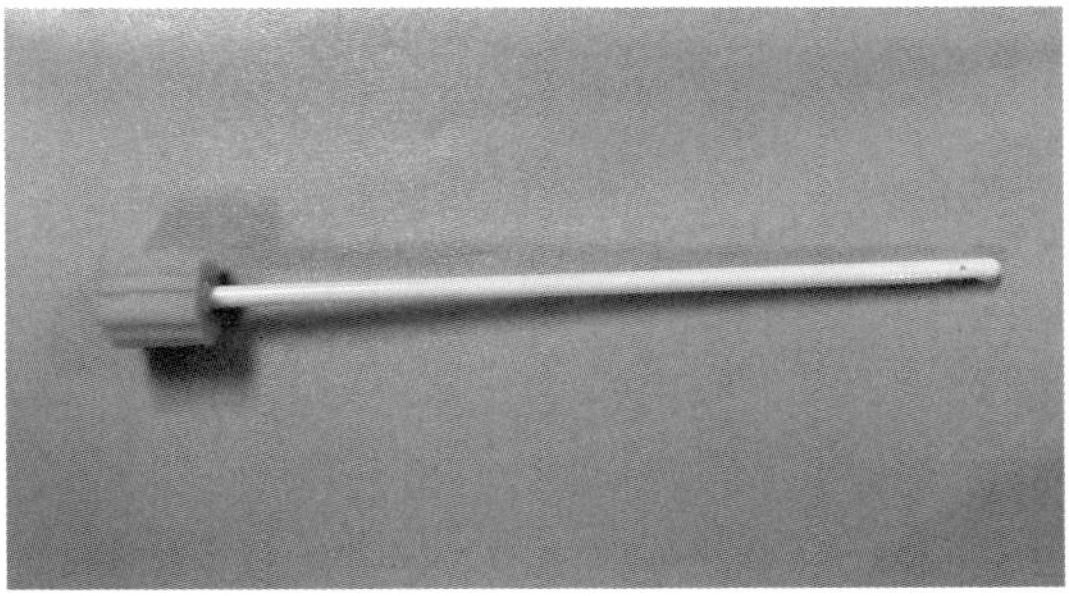

写真 3–3　口腔ケアスポンジ

わないように注意してください。歯磨き粉に含まれる研磨剤は入れ歯の表面を傷つけて細菌の棲家《すみか》を作ってしまうことになります。研磨剤を含まない中性洗剤を使うとよいでしょう。入れ歯の留め金になる金具部分は複雑な形をしているので汚れやすく、留め金がかかる歯がむし歯になりやすくなります。そのため、入れ歯の留め金にも注意が必要です。ブラシによる清掃が終われば、入れ歯洗浄剤に浸《つ》けて終了です。

最後にうがいです。口の中から剥《は》がれ落ちた汚れを出すことが大切です。うがいが困難な方には吸引装置が付いたブラシも市販されていますので、活用を検討してみてはいかがでしょうか。

要介護高齢者は、身体的、精神的な不自由をかかえて生活しているため、家族だけでなく、介護士や看護師、医師など多くの方の介助が必要です。

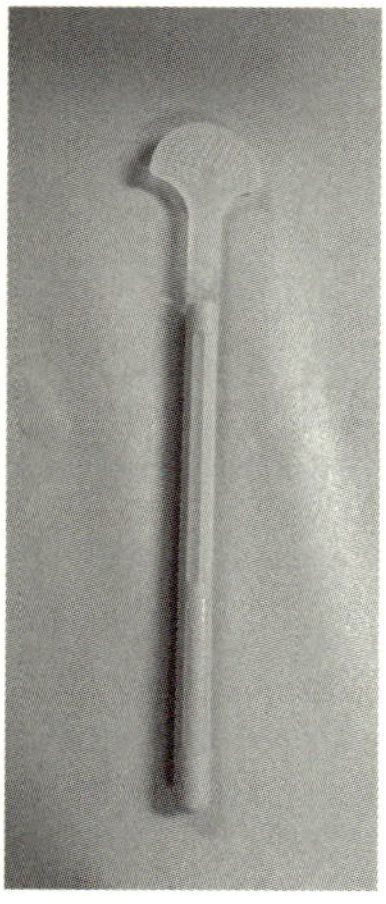

写真３-４　舌ブラシ

口腔ケアについては、日常の口腔ケアを家族や介護士が行い、歯科医師、歯科衛生士がより専門性の高い口腔ケアを実施することが基本になりますが、介護にかかわるすべての人がコミュニケーションを取り情報を共有することで、限られた人的支援の中で、効率よく口の中の衛生状態を良好に維持するシステムを作ることがとても大切です。

外出が困難な場合、冒頭の会話のように、在宅で歯科健診や治療を受けることもできます。まずは、かかりつけの歯医者さんに相談してみてください。

チェックポイント

- むし歯も痛みもなければ歯医者さんへ行く必要はない。　○　×
- 市町村で歯科健診を無料～少ない負担金で受けられるようにしている。　○　×
- 治療が終わったら、症状が出るまで歯医者さんには行かなくてよい。　○　×
- 要介護状態になると、身体的な不自由や感覚の麻痺で口の中の清掃状態が非常に悪くなる。　○　×

（答え）×、○、×、○

参考

角保徳（編）『5分でできる口腔ケア　介護のための普及型口腔ケアシステム』医歯薬出版、二〇一二年

8020推進財団ホームページ

厚生労働省「介護給付費実態調査月報」（平成28年4月）

総務省「人口推計」（平成28年9月）

第4章

死ぬまで自分の歯で食べよう

1 体質、病気、妊娠と歯周病

歯科医「口の中の健康も、普段から体に気をつけるのと同じように大切にしてください」

C子「はい。でも仕事疲れでちゃんと歯磨きせんと、寝ちゃうこともあるんです。朝起きてからしっかり磨いたらいいんやけど……」

歯科医「歯磨きは夜しないと0点です。口の中のバイキンは夜寝てるときに増えますから。第2章を読み返してください。それに、同じように歯磨きしていても歯周病に関して個人差もあります」

C子「えっ？　個人差ってなんですか？　歯が丈夫かどうかってこと？」

歯科医「同じような生活をしていても歯周病に罹《かか》りやすいかどうかに個人差が

あるということです」

C子　「普段から健康には注意してるんやけど……。私、どうしたらいいんですか」

ありますす「歯周病体質」

風邪をひきやすい人・ひきにくい人、太りやすい人・いくら食べても太りにくい人、すなわち「私は～しやすい体質だ」「あの人は～しにくい体質のようだ」、など日常会話の中で「体質」という言葉はよく使われます。それでは、歯周病になりやすい体質、もしくは歯周病になりにくい体質は実際あるのでしょうか。

私たち歯科医師は日々、病院歯科や歯科医院に来院される患者さんのお口を診ています。そして、ブラッシングをそんなに丁寧にしていないようなのに歯周病にならない人、反対にある程度ブラッシングしているにもかかわらず歯周病が進行してしまう人がいることを経験しています。ですから、歯周病になりやすい体質、なりにくい体質の人がそれぞれいると考えられます。

歯周病はお口の中のプラーク（細菌の塊）が原因ですので、そのような細菌に対して抵抗力が弱い人であれば歯周病に罹《かか》りやすいのでは、と考えられます。唾液の性質（口の中の酸性度を中和する能力など）も人によって違います。人が持っている遺伝子の中には、人同士でまったく同じもの（たとえば体の中で働くホルモンを記録している遺伝子など）と、異なるもの（顔つきが人によって異なることからもわかるでしょう）があります。その、人によって異なる部分の中に歯周病になりやすさ、なりにくさに影響を及ぼしている遺伝子があると考えられます。また、後で述べますが人それぞれ家庭や職場の環境は違うでしょうし、喫煙するか、お酒をたくさん飲むか、普段から大きなストレスを感じているかなど生活習慣や状態も違いますので、これらも含めて歯周病になりやすい人はいるといえます。

いろんな病気と歯周病

ずっと健康でありたいと願いつつも、年齢を重ねていくにつれて糖尿病、骨粗鬆症《こつそしょうしょう》、高血圧、心疾患、腎臓病といった全身疾患を患う人が増えていきます。厚生労働省の「2012年国民健康・栄養調査結果」では70歳以上の男女のうち約40パーセントが糖尿病か糖尿病予備軍であること、高血圧症は20歳以上の男女で30パーセント前後と報告されています。

全身疾患の中でも特に

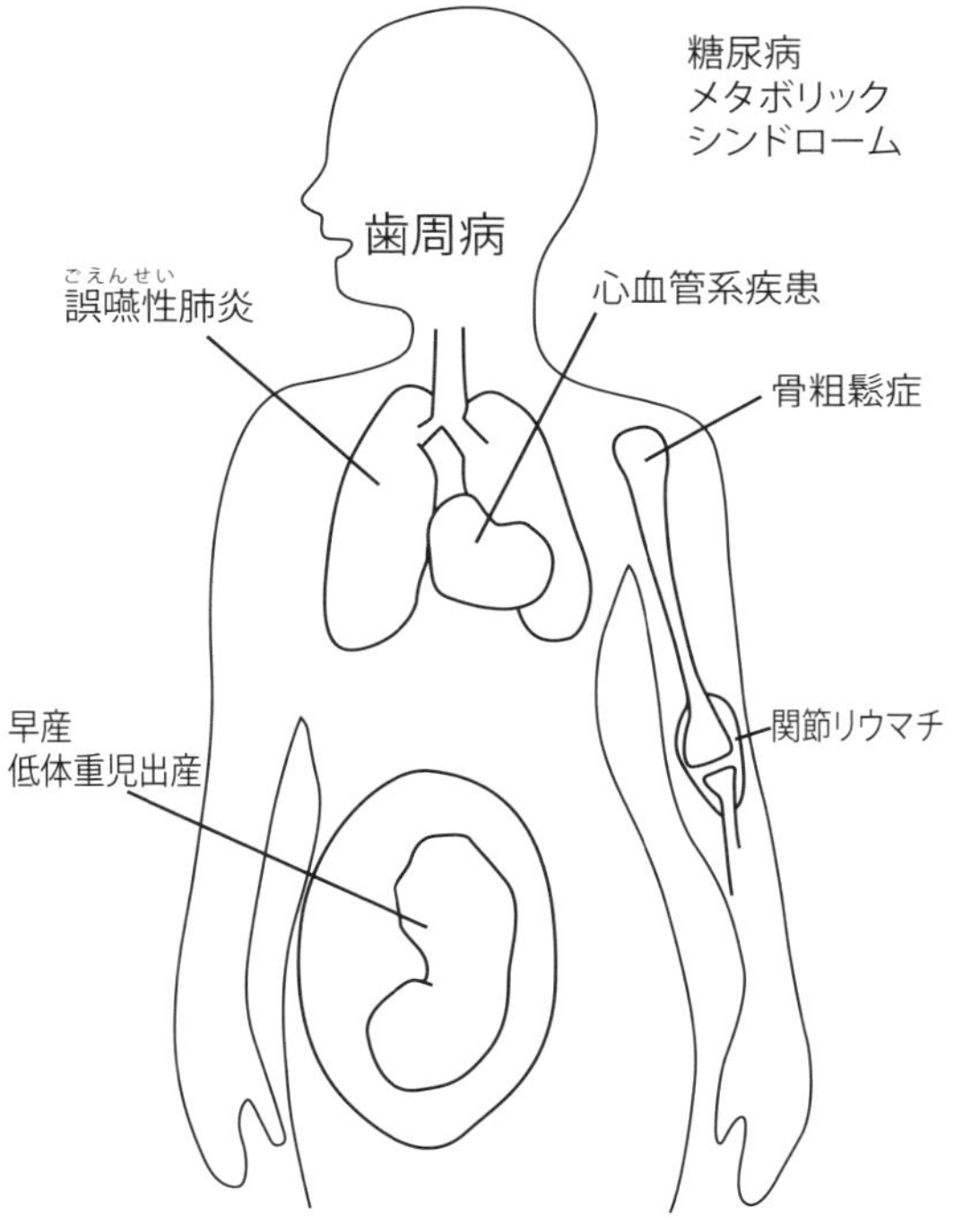

図 4-1　歯周病との関連を指摘される全身疾患

歯周病と関連があると指摘されている糖尿病、肥満・メタボリックシンドローム、心血管系疾患、呼吸器疾患、骨粗鬆症《こつそしょうしょう》、関節リウマチ（図４－１）について今からお話しします。

糖尿病　糖尿病はインスリンの作用低下により起こる、慢性高血糖を主な症状とする病気で、腎症、神経症、網膜症、心筋梗塞、脳梗塞といった５つの代表的な合併症を引き起こします。

食べ物に含まれるブドウ糖は体内に取り込まれるとエネルギーとして使われます。しかし、インスリンの分泌量が少なかったり、インスリンの作用が弱いと、血中に取り込まれたブドウ糖をうまく利用できず、血糖値が高くなります。血糖値が高い状態が続くと、先述の５つの合併症を引き起こします。歯周病は糖尿病の６つ目の合併症として考えられています。

血糖コントロール不良の糖尿病は歯周病を悪化させます。その原因としては、糖尿病による末梢血液循環障害によって歯肉の傷が治りにくいこと、感染しやすいこと、歯肉を形づくるコラーゲンが産生されにくくなることが考えられます。

糖尿病の方が歯周病になったら、糖尿病の治療をちゃんと受けていただくことは基本中の基本です。しかし、糖尿病だからといって歯周病がどんどん悪くなるということではありません。ご自身が歯周病に対して敏感だということを理解し、

①丁寧なブラッシングを日ごろから心がける

②他の人より頻繁《ひんぱん》に歯科医師による定期検診やメインテナンスを受ける

ことにより、歯周病の進行を防ぐことができます。

一方、歯周病が糖尿病患者さんの血糖コントロールを悪化させる可能性もあると考えられています。その仕組みの一つとして、歯周病により炎症を起こした歯肉から絶えず炎症性物質が作られて、その炎症性物質がインスリンの作用低下（インスリン抵抗性）を引き起こして糖尿病を悪化させる可能性があります。

肥満・メタボリックシンドローム　異常な過体重や肥満は、糖尿病、心臓疾患、肝臓疾患、腎臓疾患のリスク因子になります。メタボリックシンドローム（症候群）は血圧や血糖値の上昇、過度の内臓脂肪の蓄積やコレステロール値の変化といった状態のうち、複数が同時に認められ、さまざまな病気になりやすくなった状態をいいます。

肥満やメタボリックシンドロームは歯周病とも関係しています。肥満の人やメタボリックシンドロームの人は健康な人と比較して歯周病を患っている比率が高いとの研究報告があります。肥満の人では炎症や免疫応答に変化が生じ、歯周病を含めた感染症にかかりやすいのではないかと考えられています。

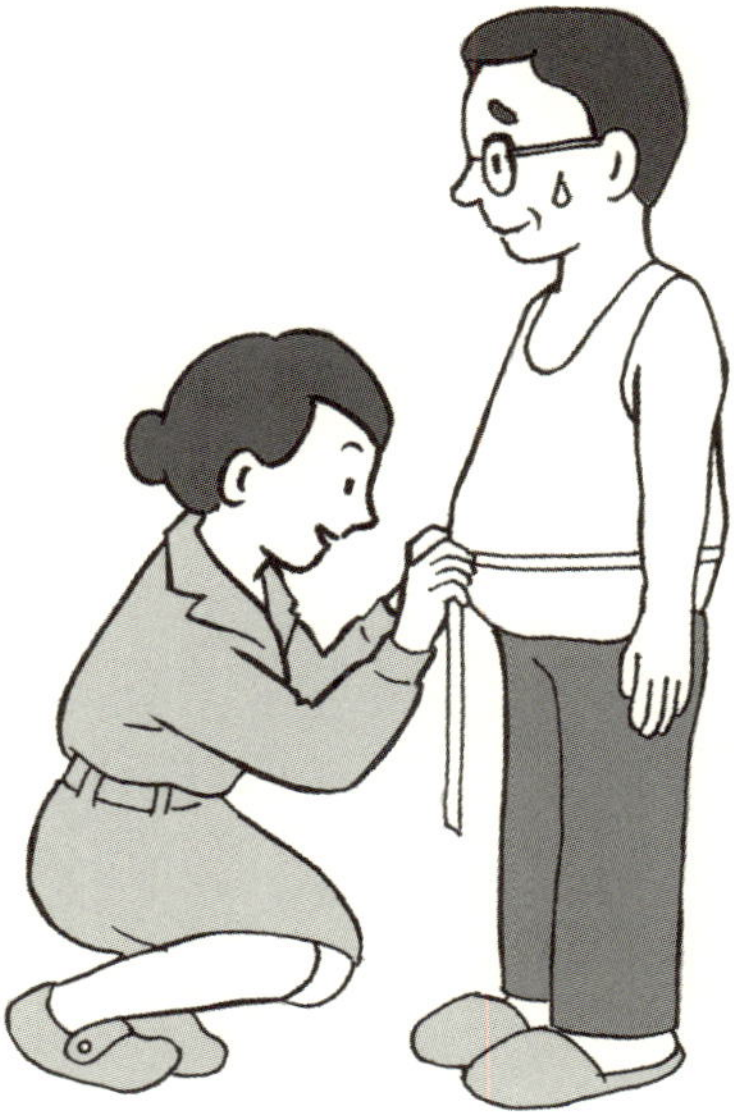

©Ochi

心血管系疾患　歯周病患者さんでは心筋梗塞や狭心症、脳梗塞などの動脈硬化性疾患の発生率が高まることが知られています。また、動脈疾患部位には複数の歯周病菌が存在しているという報告があります。

ただ、動脈疾患部位で見つかる歯周病菌の量は少なく、そこにいる歯周病菌が動脈疾患をより悪化させるかどうかはまだ結論が出ていません。歯周病患者さんでは血液中に炎症を引き起こす物質の量が増加している可能性があり、このことが動脈硬化等を誘発、悪化させるとも考えられています。実際、歯周病治療を行うことにより、血管を作る細胞の機能が改善するとの研究報告もあることから、歯周病が循環器系疾患の発症・悪化に関係していると考えられています。

呼吸器疾患　歯周病と関連する呼吸器疾患の中で代表的なものとして誤嚥性《ごえんせい》肺炎が挙げられます。誤嚥性肺炎は細菌が唾液や胃液と一緒に肺に流れ込んで生じます。

嚥下《えんげ》とは、飲食物を飲み込み、胃に送ることです。そして誤嚥とは、飲食物が誤って気管に入ってしまうことを意味します。通常は誤嚥しても、咳反射《せきはんしゃ》によって気管に入った飲食物などを吐き出すのですが、加齢とともに咳反射が弱くなると気づかないうちに、飲食物が気道に入ってしまうことがあります。これを不顕性誤嚥《ふけんせいごえん》といいます。そしてお口の中のもの（唾液、細菌、飲食物）を繰り返し気管支・肺に吸い込んで誤嚥を繰り返していると、誤嚥性肺炎を引き起こします。

歯周病患者さんでは、唾液中に混ざる細菌の数も多くなります。そのために唾液を誤嚥すると、気管支や肺に吸い込まれる細菌の量は、お口をきれいにしている人よりも歯周病の人の方が当然のことながら多くなります。ですから、誤嚥性肺炎を予防するためには、まず、口の中にいる肺炎を引き起こす細菌の絶対量を口腔ケアをして減らすことが肝要です。

寝ている間に、唾液が無意識下で肺の方に流れていくことがあります。基本的に、口の中を清潔にしていれば、唾液に含まれる細菌は少ないので問題ありませんし、健康であれば、免疫の力で肺炎にはいたりません。ただ、口の中が極度に汚くて、体の抵抗力が低下している方でしたら、誤嚥性肺炎になる可能性があります。要介護状態の方に対しては特に注意が必要です。また、若くても、全身的な病気を患い、免疫の働きを抑制するような薬を飲んでいる方も誤嚥性肺炎になるリスクは高いといえます。

骨粗鬆症　骨粗鬆症は骨密度が低下して骨が脆《もろ》くなり骨折しやすくなる病気です。閉経後の女性や高年齢の男性に多く認められます。

骨粗鬆症は閉経による卵巣の機能低下で、女性ホルモンであるエストロゲンが減少することで起こります。男性の場合は男性ホルモンであるアンドロゲンが酵素によって変化してエストロゲンが作り出されますが、高年齢の男性の場合はアンドロゲン自体が減少するため、結果的にエストロゲンが少なくなります。

エストロゲンが少なくなると骨を吸収する物質が体内で増えることによっ

て、骨密度が減り骨が弱くなります。もちろん顎の骨も脆《もろ》くなります。しかし、一般に骨粗鬆症は高齢の女性に多いですが、高齢の女性が同年齢の男性に較べて歯周病に多く罹《かか》っていることを示すデータはなく、骨粗鬆症と歯周病に明らかな関連があると結論づけるには、さらなる研究が必要なようです。

関節リウマチ　関節リウマチは慢性的に進行する多発性の関節炎で、原因はまだ十分にわかっていませんが、関節（図４－２）を包んでいる滑膜《かつまく》の細胞が炎症を起こして、軟骨や骨を破壊していきます。その結果、関節の痛み、腫れ、こわばりといった症状が現れます。

関節リウマチの患者さんでは歯周組織の炎症や破壊が進んでいること、歯周炎の患者さんでは健常な人と比較して関節リウマチのリスクが高いこと、さらには歯周病治療を行うことで関節リウマチの活動性が抑えられることが報告されています。約８割の関節リウマチの患者さんの血液中にはシトルリン化タンパク（体の中でさまざまな働きをするタンパク質中のアルギニンの部分がシトルリンに変わることにより、そのタンパク質本来の形や機能に大きな変化が起こります）に対する抗体が検出され、この抗体は関節リウマチの発症に先立って見つかることが多いといわれています。

興味深いことに、歯周病菌の一つであるポルフィロモナス・ジンジバリス菌が、タンパクのシトルリン化を起こす酵素をもつ、現在知られている唯一の細菌であることから、関節リウマチと歯周病との関連性が強いと考えられています。

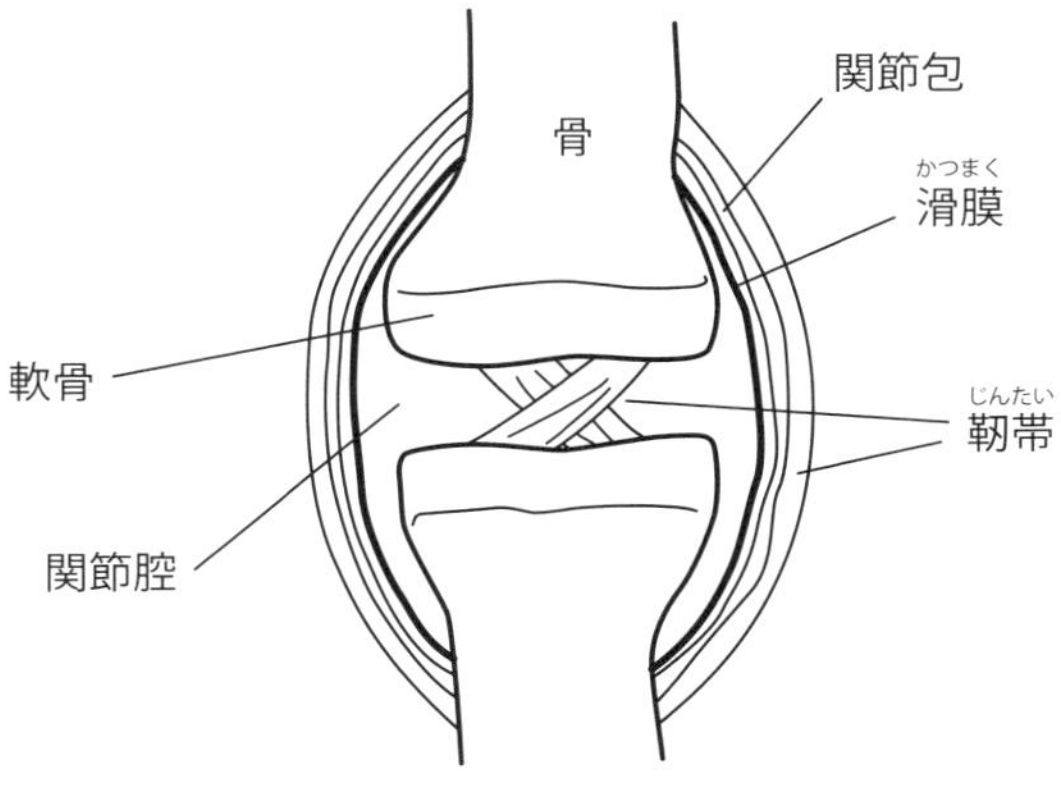

図 4-2　関節の構造

妊婦さんは特に注意を

歯周病が早産や低体重児出産に影響する可能性が疫学研究から指摘されています。早産とは、妊娠22週以降37週未満で出産すること、低体重児出産は２５００グラム未満の体重の新生児を出産することです。

歯周病が早産や低体重児出産を引き起こすきっかけとしては、歯周病に罹《かか》っている歯周組織で作られた「炎症を起こす物質」やお口の中の「歯周病菌」が、血液の流れにのって妊娠にかかわる臓器に伝わることが考えられます。正常妊娠の妊婦さんと、妊娠22週から37週の間に出産の徴候が現れた切迫早産の妊婦さんの歯肉の状態を検査したところ、切迫早産の妊婦さんは通常妊娠の妊婦さんよ

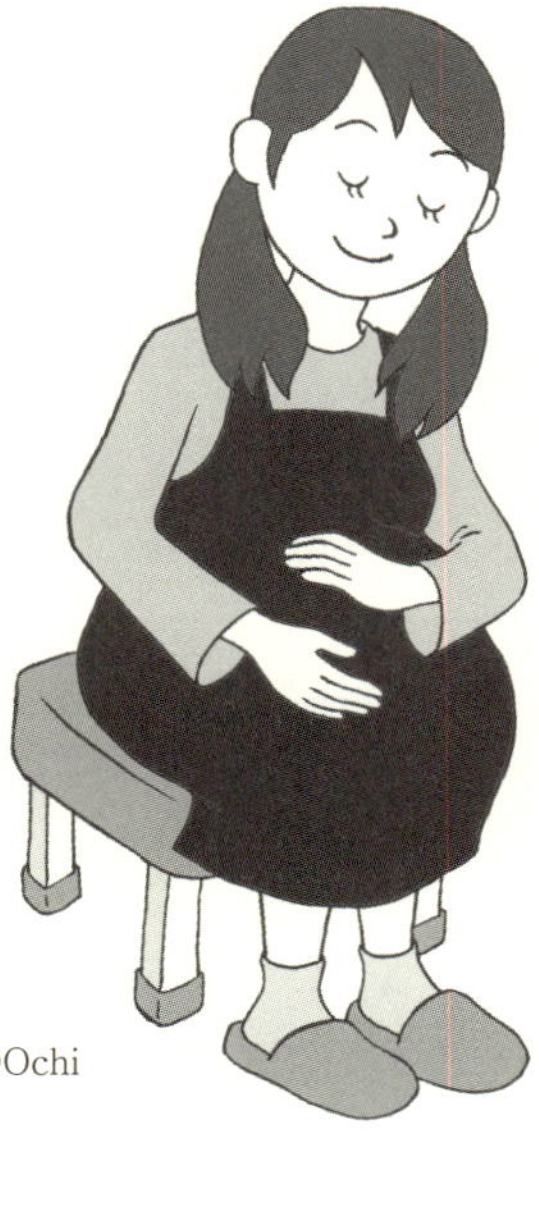
©Ochi

り歯肉の状態が悪く、血液中の炎症を起こす物質濃度が高かったとの研究結果があります。

また、切迫早産の妊婦さんの羊水を検査したところ、３割の妊婦さんから歯周病菌が見つかりました。別の研究では早産であった妊婦さんの胎盤組織で歯周病菌が見つかりました。ですから妊婦さんのお口の中をより良い状態にすることで、出産に良い効果があると考えられます。

また、妊娠中は性ホルモンの変調がきっかけとなって歯肉のトラブルが起こりやすいことが知られています（妊娠性歯肉炎という病名もあります）。ただし、妊娠＝歯周病というわけではありませんから、過度の心配はしないで、妊娠中は歯周病になりやすい、と理解していつも以上に口腔ケアに注意して大切な妊娠期を過ごしてください。

＊

この項目では、歯周病といろいろな病気、出産との関係について簡単にお話しました。この中には、まだ十分な科学的証拠が得られていない関係もありますので、今後さらなる詳細な研究が必要です。しかし、歯周病は単にお口の中だけの病気ではなく、消化器、呼吸器、生殖器などと密につながっていることは間違いなく、お口の中の環境をより良い状態に整えることが、他の病気の予防や進行を止めることに有益であることは、おわかり頂けると思います。

2 悪い習慣なくしましょう

本節では歯周病に悪影響を及ぼす生活習慣、具体的には喫煙、ストレス、アルコール消費、かみしめぐせについてお話しします。

また、食生活や運動不足に起因する生活習慣病は持病として扱います。

さらに、口腔清掃不良（ブラッシングをしない、あるいはブラッシング不十分）については「第2章　歯周病って何？」、「第3章　歯周病に気づいたら」、本章の3節「ブラッシングの方法」、4節「お口の一生」を参照してください。

タバコの害は歯周病にも

喫煙が数々の全身疾患を引き起こす危険因子であることが明らかになっています。その結果、昭和40年代に８割を超えていた成人男性の喫煙率は、この50年で半減しました。しかし、平成28年度ＪＴ全国喫煙者率調査では未だに成人男性の約30パーセント、成人女性の約10パーセントが喫煙しています。

この20数年間の研究報告により、喫煙と歯周病との間に強い因果関係があることが明らかになっています。タバコの煙を吸い込むと真っ先に口の中の粘膜、歯肉が、有害物質を含む煙にさらされます。そして、肺で取り込まれたタバコの煙成分は血液循環により全身を巡ります。タバコの煙には４０００種類以上の化学物質が含まれており、そのうち２００種類以上は有害物質です。代表的な有害物質としてニコチン、タール、一酸化炭素が挙げられます。

ニコチンは血管を収縮させる作用があり、歯肉の血管の血流量を低下させます。そうすると、歯肉のすみずみまで栄養が行き届かない状態になります。また、赤血球の中のヘモグロビンは酸素と結合して、酸素を体のすみずみへ供給しますが、一酸化炭素は酸素の２００倍以上の力でヘモグロビンに結合します。そのため、体の中が酸素不足になります。また、タールは発ガン性物質としてよく知られています。

喫煙による歯肉への影響に関する研究報告は多数あり、喫煙と歯周病との因果関係を説明するには十分すぎるほどの根拠があります（写真４－１）。

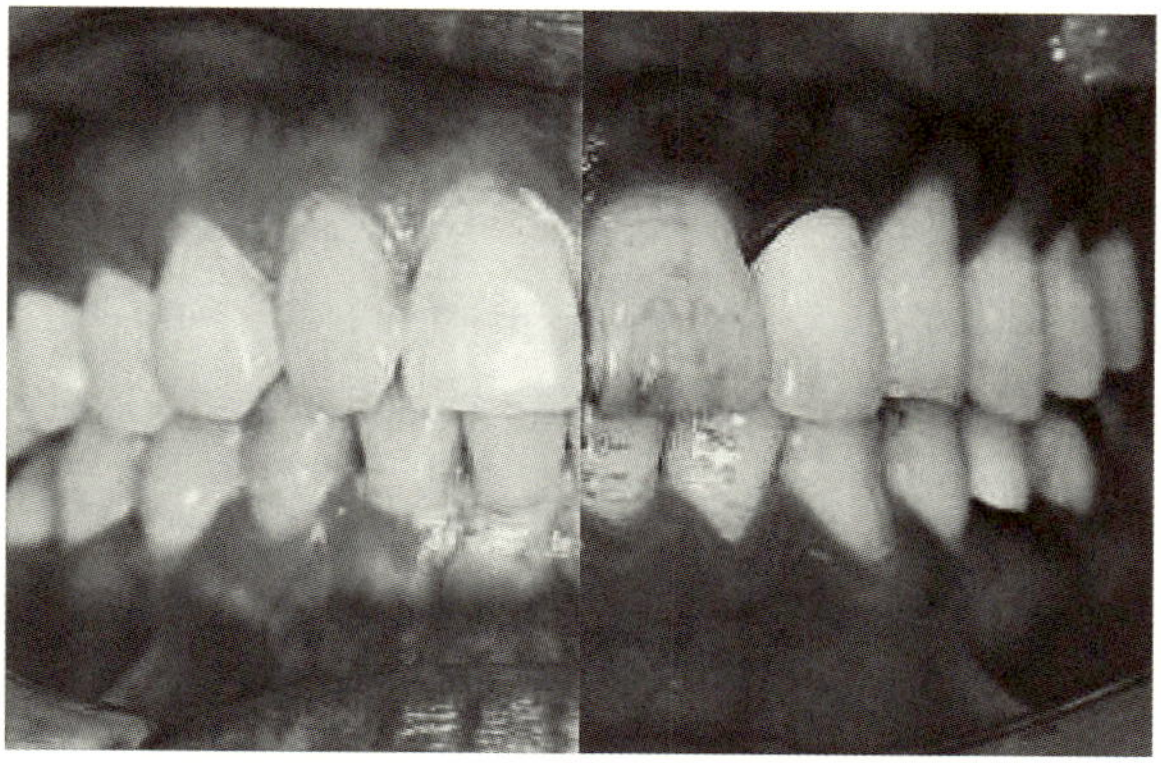

健康な歯周組織　　喫煙者の歯周組織

写真 4-1　喫煙の影響

特定非営利活動法人　日本歯周病学会　「禁煙宣言2004」パンフレットより。

喫煙者は非喫煙者よりも歯周病が進みやすいだけはありません。喫煙者に対する歯周病治療の効果は、非喫煙者と比較して大きく低下することがわかっています。歯肉を形づけるのに重要な役割をもつ線維芽細胞《せんいがさいぼう》の機能をニコチンが低下させたり、ニコチンの血管収縮作用のせいで歯肉を治すために必要な細胞や物質が少なくなったりすることで、傷の治りが悪くなることが理由として考えられます。

それだけでなく、喫煙者の近くで生活している人は受動喫煙の危険があります。受動喫煙とは喫煙者が吸っているタバコから出る煙や喫煙者が吐き出す煙（環境タバコ煙といいます）を、その周りの人が吸い込むことをいいます。

受動喫煙は乳幼児・小児の呼吸器疾患、胎児の発育不良、小児がんなどの危険因子となりますが、歯周病や子どものむし歯の原因にもなります。ですから、自分はタバコを吸っていないと思っていても、ご家族や職場で身近に喫煙者がいれば、歯周病のリスクは上がります。

飲酒と歯周病の関係　適度の飲酒は歯周病とは特に関連はないといわれています。しかし過剰な飲酒習慣を続けると、口の中が乾燥したり、唾液量が減少して、結果として口の衛生状態が損なわれます。

少し前の調査ですが、１９８８年から１９９４年の間にアメリカ合衆国で行われた第3回全国健康栄養診断調査では、一週間あたりのアルコール消費量と歯周病の進行には相関関係があることが示されました。

歯を支える歯周組織の健康のためにも、くれぐれも過度の飲酒は控えましょう。飲み過ぎて、歯も磨かずに寝てしまうのも歯周病が悪くなる原因かもしれませんね。注意しましょう。

ストレスを避けて鼻で息

鼻（鼻腔）の代わりに口（口腔）を介して呼吸することを口呼吸といいます。小児期にアレルギー性鼻炎や扁桃の増殖肥大《ぞうしょくひだい》により鼻からの呼吸がしづらく（鼻づまりのような状態）、習慣的に口呼吸を行う場合や、肥満がもとになって舌の根っこが沈むこと（舌根沈下《ぜっこんちんか》）により口呼吸になることや、口をぽかーんと無意識にあけたまま呼吸する場合もあります。

慢性的に口呼吸を続けていると、歯肉や口腔粘膜が乾燥してプラークがたまりやすく、歯肉の抵抗力が弱くなり、歯肉が赤く腫れぼったくなります。

ストレスの原因（ストレッサー）は物理的、化学的、生物的、心理・社会的なものが挙げられます（表４－１）。この項目では社会・精神的な原因によるストレスについて述べます。

ヒトはストレスに対して生体機能の三大調節系である神経系、免疫系、内分泌系がそれぞれ体の機能を調節する物質（神経伝達物質、サイトカイン、ホルモンなど）を放出したり、それらを受け取る受容体を細胞表面に作り出したりすることで、その情報を

表 4-1　ストレッサー（ストレスの原因）

物理的ストレッサー	気温、気圧、騒音、紫外線など
化学的ストレッサー	酸素の過剰・欠乏、環境ホルモンなど
生物的ストレッサー	病原細菌・ウイルスの侵入、花粉、害虫など
社会・精神的ストレッサー	精神的なダメージ、近親者の死や病気、身体疾患、経済的問題、人間関係など

伝達し合い、身体の恒常性（体内の環境を一定にすること）を保っています。

しかし持続した、過度のストレッサーが存在すると、身体の恒常性が保てなくなり、身体的・精神的障害を引き起こします。その結果、症状として心理症状（不安感、無力感、焦燥感、イライラなど）、身体症状（不眠症、神経性下痢、偏頭痛、消化器潰瘍《かいよう》、歯周病など）、行動症状（過食、過飲、喫煙、引きこもりなど）が現れます。

社会・精神的なストレスが歯周

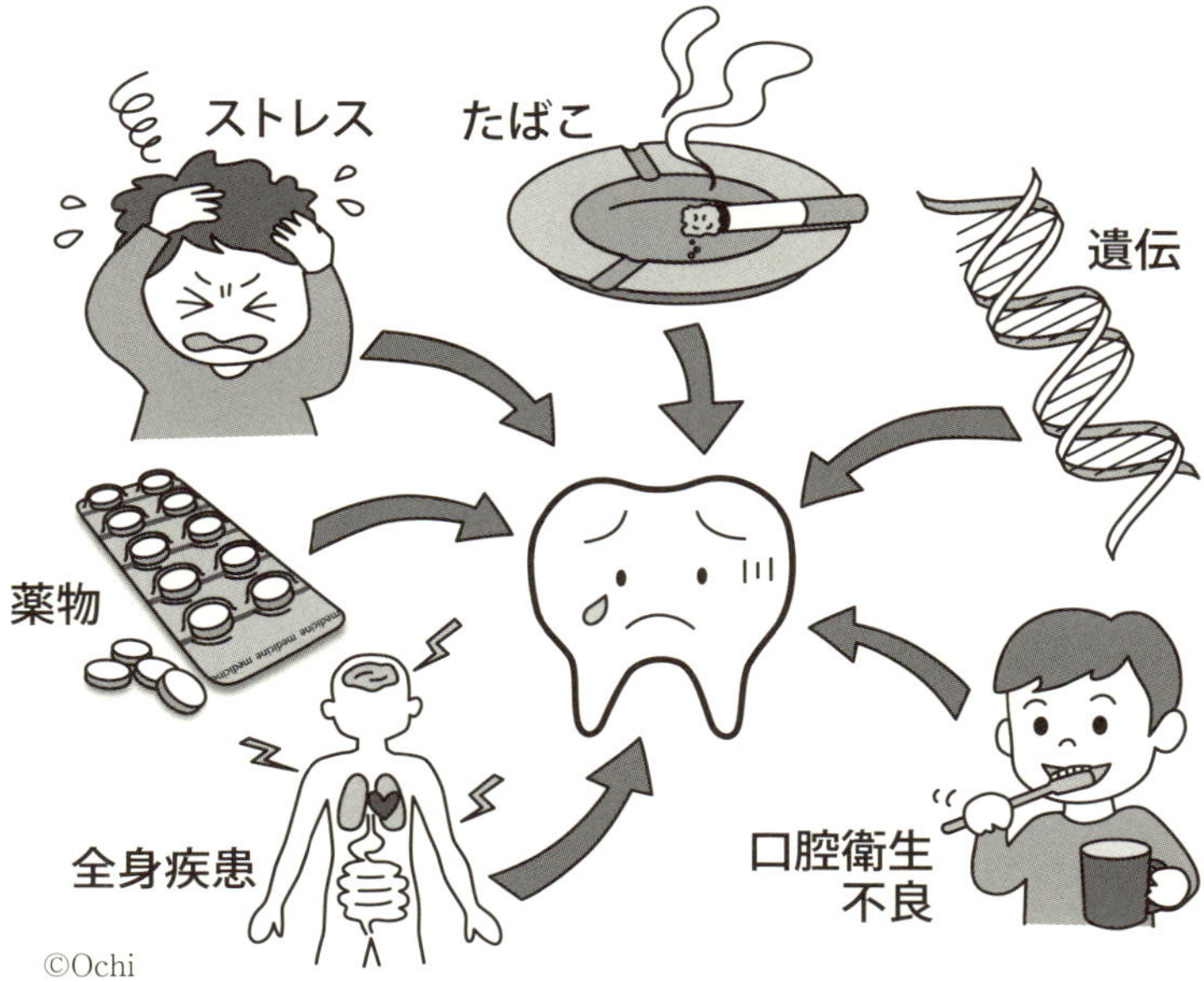

歯周病の原因

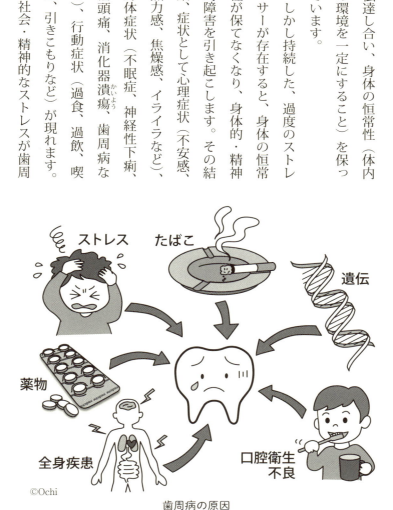

病を引き起こす要因としては、身体症状や行動症状に起因する口腔清掃不良（口腔衛生まで気が回らない、あるいはなおざりにする）、喫煙、ブラキシズム（次で説明します）が挙げられます。またストレスにより交感神経系が優位になることで歯肉の血液循環、唾液の性質の変化や分泌量の低下、免疫機能の低下も関与していると考えられています。

　ストレスと関係すると考えられている歯周病に急性壊死性《えしせい》潰瘍性《かいようせい》歯肉炎（写真４－２）が挙げられます。数日間で歯肉が壊死し潰瘍《かいよう》を形成して激しい痛み

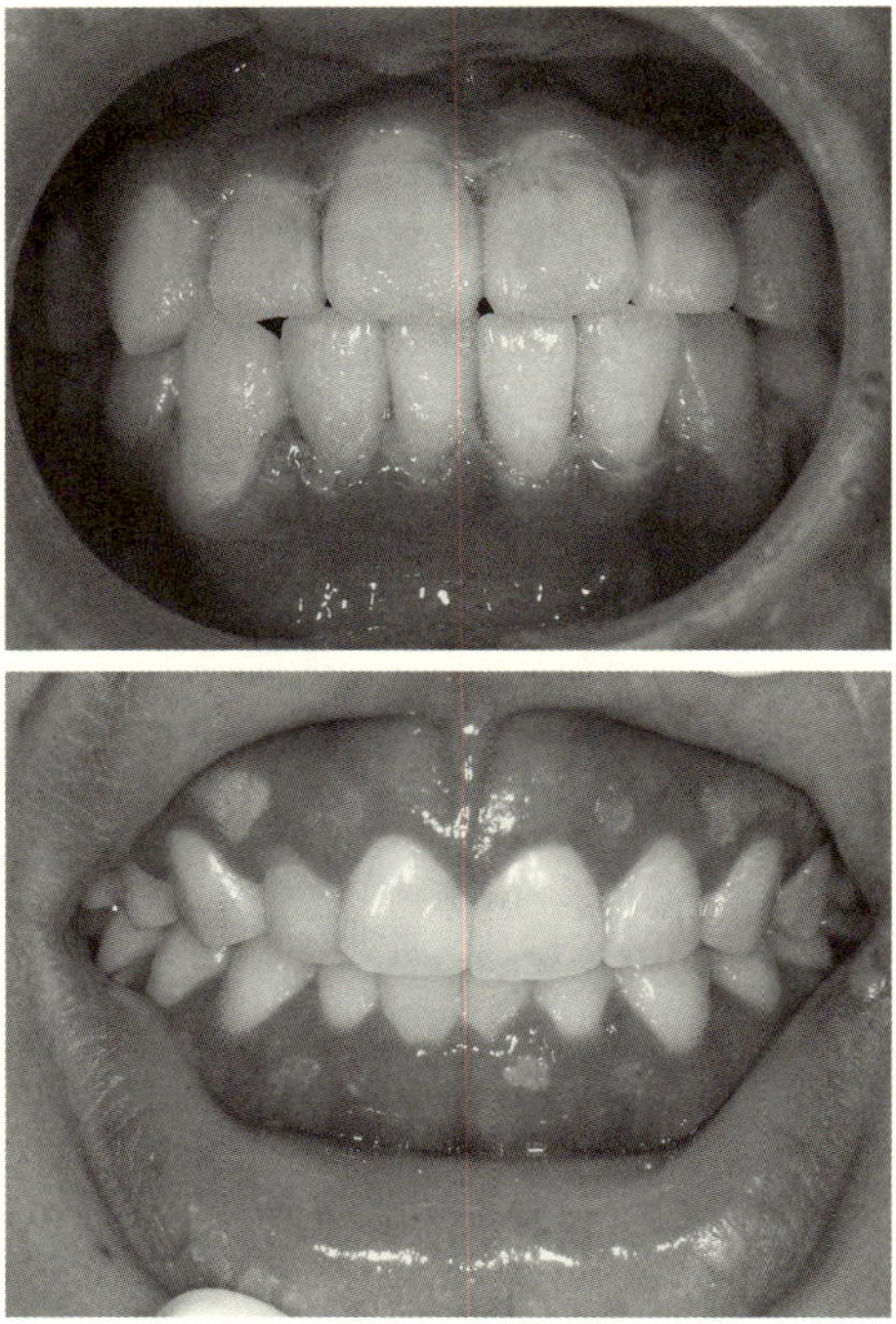

写真 4-2　上下どちらも急性壊死性潰瘍性歯肉炎の状態の例

を伴います。精神的ストレス、免疫力低下、口腔清掃不良、喫煙が危険因子と考えられています。また特定の口腔内細菌が関与している可能性も報告されています。ストレスの多い現代社会ですが、悩みを一人で抱えず健やかに過ごしたいものです。

また、ストレスが原因で歯肉の健康が損なわれることがあることを理解して、歯肉のことで心配なことがあれば悩まず歯科医師に相談しましょう。

顎に大事なリラックス

ブラキシズム（かみしめぐせ）は日中の無意識下あるいは睡眠時に見られる、かみ合わせに必要な筋肉（咀嚼筋《そしゃくきん》）の異常な緊張を伴った食いしばりや歯ぎしりのことをいいます。ブラキシズムは顎関節症《がくかんせつしょう》、歯の破折《はせつ》（歯が折れたり割れたりすること）、肩こりのほか、歯周組織の破壊を促進して歯周病を悪化させる因子です。

口の中に食べ物がない状態での顎の動かし方の違いから、ブラキシズムは大まかに3つの型に分けられます。「グラインディング」は上下の歯を強くかみ合わせながら左右、前後方向にこすりあわせる、すなわち歯ぎしりのことです。「クレンチング」は上下の歯を強くかみしめる状態で、食いしばりのことです。「タッピング」は上下の歯をなんどもカチカチかみあわせることをいいます。

ブラキシズムは目を覚ましている覚醒時と、睡眠時によって原因は異なっていると考えられています。睡眠時のブラキシズムの原因としては中枢性要因（口の中に異常な点がないにもかかわらず中枢神経が咀嚼筋を緊張させる）が考えられ、日中の強い精神的ストレスや疲労が睡眠中のブラキシズムを増悪させるといわれています。

一方、覚醒時のブラキシズムの詳細はほとんどわかっていません。しかし、無意識下での咀嚼筋の緊張、過度の運動、ストレス、緊張、あるいはその人自身の意識的な悪習癖（かみしめぐせ）に伴って覚醒時のブラキシズムが生じると考えられています。ブラキシズムそれ自身が歯周病の直接的な原因ではありませんが、歯周炎の進行している歯周組織では、ブラキシズムは歯周炎をさらに悪化させます。

この本をお読みの方で今まさに歯を食いしばりながら読んでいるあなた、まず顎をリラックスさせましょう。

3 ブラッシングの方法

歯科医「B子さん、C子さん。歯磨きは一日何回していますか」

C子「私は朝と夜の2回です。毎日歯磨きをしているし、電動歯ブラシで、歯磨き粉も効果のありそうなのを選んで使ってます。せやけど、なかなかすっきりしなくて、ちゃんと磨けてるんかどうか、自信ないなあ」

B子「子どもの頃からずっと磨いて、歯磨き歴40年くらいやのに、全然うまくなってへんことに最近気が付きました」

C子「年齢で言うたらキャリア積んでるな。私は朝晩食後に、一生懸命磨いてます。でもむし歯が見つかったときは、ショックやったわ。先生、歯磨きって何かコツとかがあるんですか」

歯科医「歯医者さんで歯磨きの仕方を、指導してもらったことはありますか」

C子「えっ？　歯医者さんで歯磨きも教えてくれるんですか」

歯科医「歯ブラシの選び方から持ち方、ブラッシングの方法も、指導してくれますよ。検診と一緒にブラッシング指導も受けてみてください。教えてもらった通りに磨いて、一番きれいになったときの感覚をわかってもらうことも、とても大切です」

むし歯や歯周病の予防には、お口のホームケアと歯科医院での定期検診が必要だということをご紹介しました。では次に、どのようにしてお口のホームケアを行うのか？　その方法を具体的にご紹介しましょう。まず、ホームケアの目的と方法のポイントを、その理由から挙げておきます。なぜブラッシングしなければならないのかを、考えながらお読みください。

歯ブラシの選び方

むし歯や歯周病の原因が細菌であることをこの本の前半で学びましたね。歯の表面や歯と歯の間、歯と歯肉の境にたまったプラーク（細菌の塊）を取り除くことがホームケアの目的となります。

プラークはバイオフィルムと呼ばれる状態で、歯の表面や、歯と歯肉の境界部にこびり付きます。バイオフィルムの持つバリアー機能で守られた細菌は、そのまま放置するとお口の中でどんどん繁殖してしまいます。むし歯や歯周病の予防には、プラークを根こそぎ取り除く必要があります。その最も効果的な方法が**ブラッシング**なのです。

口の中は直接自分で見られませんし、鏡で見てもプラークは歯と同じような色をしていますから、汚れに気がつきにくいと思います。ブラッシングといえばむし歯予防と思われがちですが、むし歯にならないブラッシングに加えて、歯周病にならないブラッシングを意識して身に付けることが大切です。

歯肉は触れられたら分かりますね。しかし、歯の表面にはそのような感覚がありません。歯肉の感覚を手がかりにして、歯と歯肉の境目をブラッシングすることで、見ることが難しい口の中も順序良く磨いていくことができます。

奥歯の裏側などは、部屋のソファの裏側を掃除するようなもので、見えない上に歯ブラシが届きにくくブラッシングがやりづらくて、面倒です。そんなときは、タンスとカーペットの境目のホコリを取るのに適切な道具を選ぶように、いい清掃用具を選んでブラッシングしてみてください。

ではまず、どんな歯ブラシがよいのでしょうか。いろいろな形、大きさ、硬さをした歯ブラシが店頭に並んでいますが、歯科医師がお勧めする歯ブラシはいたってシンプルなものです（写真4－3）。

1. 歯ブラシのヘッドは大きくないもの（人差し指の指先の第一関節の長さより小さいもの）

歯ブラシのヘッドが大きいと奥歯や歯並びが悪い部分に届きにくいので、コンパクトなものがお勧めです。

2. 毛先は平らでまっすぐかつ毛先が広がっていないものを使用

毛先が不揃いのものを使用すると、ついつい歯にブラシを擦り付けてしまいます。毛先は均等に歯面に当たる平らなものをお勧めします。歯ブラシを適切に使用していると大体1ヶ月くらいで毛先が広がってきます。ブラシの毛先を使ってプラークを取り除きますから、毛先が広がるとブラシの先が効果的に歯面に当たらなくな

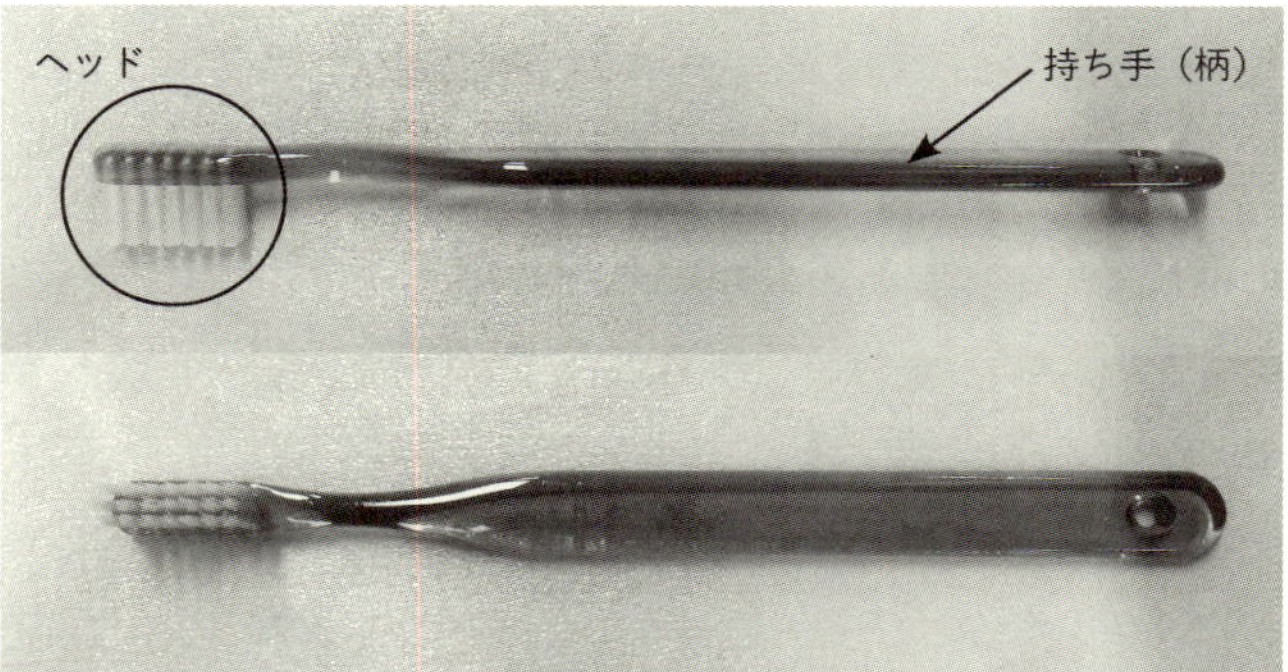

写真 4-3　歯科医師がお勧めする歯ブラシの形態

って、プラークを効率よく取れなくなります。ですから、まめに新しい歯ブラシに交換しましょう。

3. 毛の硬さは柔らかめ～普通が良い

歯周病の方は歯肉から血が出やすいので最初は柔らかめのブラシを使用するといいでしょう。歯周病の症状が落ち着いた方や健康な歯肉をお持ちの方は普通の硬さのブラシを使用することをお勧めします。硬めの歯ブラシはプラークを除去する能率は高いですが、その硬さゆえに、適切に使用しないと歯肉や歯を傷つけてしまう可能性が高くなります。

4. 持ち手はまっすぐでシンプルなもの

歯ブラシの柄《え》は、まっすぐなものをお勧めします。そして、歯ブラシの正しい持ち方はペングリップと呼ばれる鉛筆の持ち方です（写真４－４）。

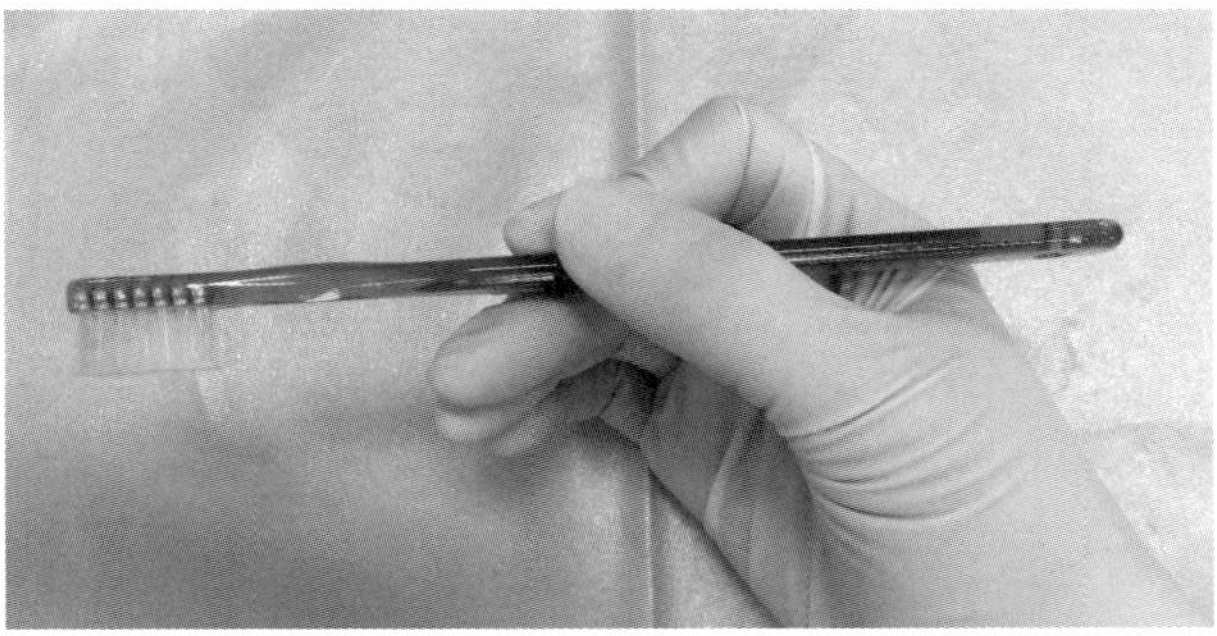

写真 4-4　歯ブラシの正しい持ち方（ペングリップ）

このようにブラシを保持することで、ブラッシングの際、歯や歯肉に無理な力がかからない仕組みになっています。

歯は正しくブラッシングしましょう

1．磨き残しがないように

どこから磨くのか決めて一筆書きを描くように順番に磨きましょう（図4－3）。

最後に、歯のかむ面を同様に右上から左上まで、左下から右下まで磨くとほぼ全体を磨き残しなく磨けます。

2．代表的なブラッシング法は2通り

歯周病の予防・治療のためには、歯と歯肉の境目に付着したプラークをしっかり取り除くことが大切です。そのため、ブラシの毛先は歯と歯肉の両方に当たることになります。力を入れすぎることのない、**正しいブラッ**

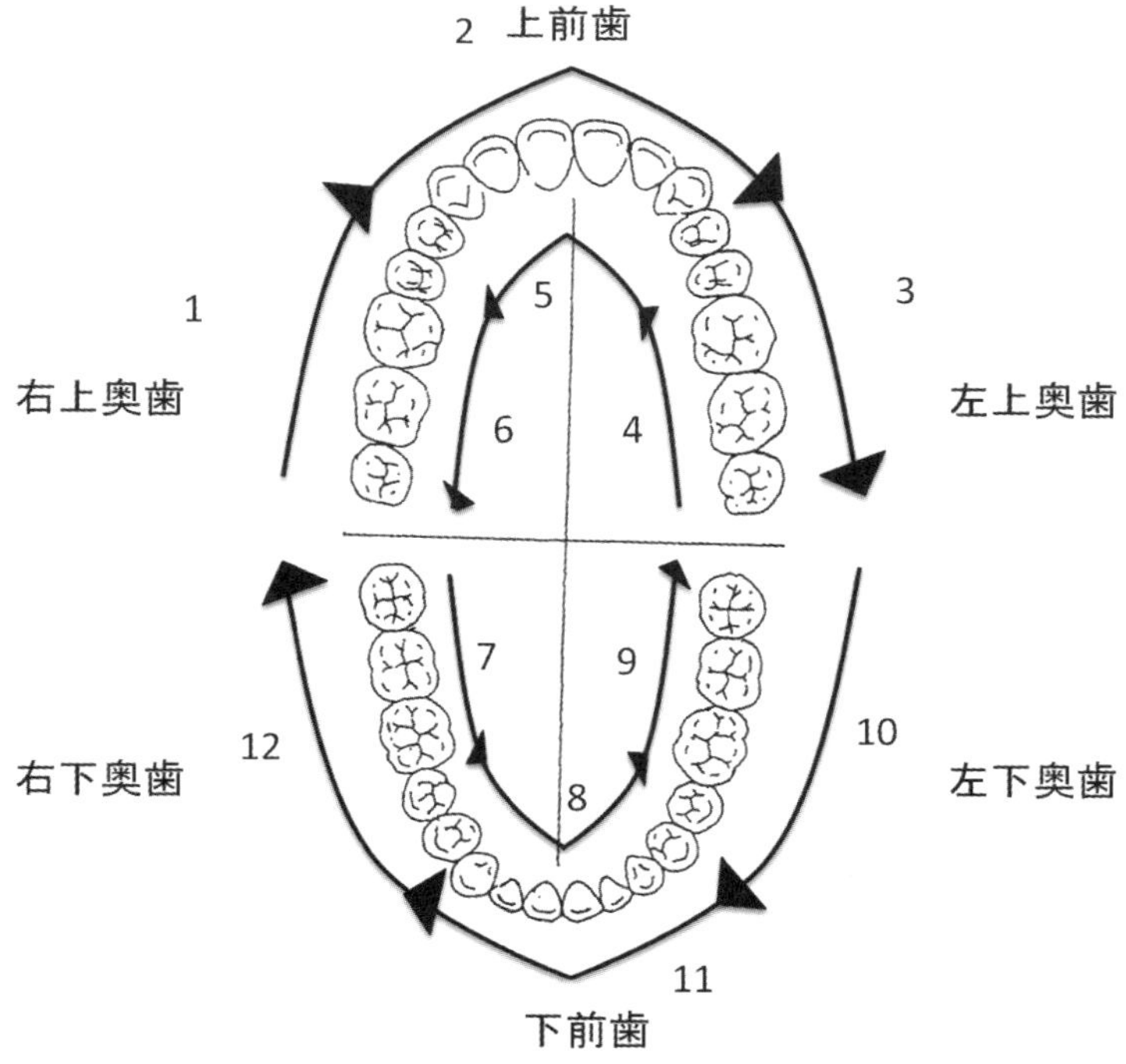

図 4-3　歯を磨く順序（例）

例）1 右上外側奥歯→ 2 上外側前歯→ 3 左上外側奥歯→ 4 左上内側奥歯→ 5 上裏側前歯→6 右上内側奥歯→7 右下舌側奥歯→8 下舌側前歯→9 左下舌側奥歯→ 10 左下外側奥歯→ 11 下外側前歯→ 12 右下外側奥歯

シングを実践すれば、ブラッシングが原因で歯や歯肉が傷つくことはありません。

以下に代表的な2つのブラッシング法をご紹介します。

①　スクラッビング法（写真4－5）

毛先を歯面に直角（90度）に当てて小さく横に往復運動させて磨きます（毛先を振動させるような感じで）。適度な力でうまく毛先が当っていると、毛先がしなって歯と歯肉の間や、歯と歯肉の境目が磨けます。まずはこちらの方法から始めてはいかがでしょうか。

②　バス法（写真4－6）

毛先を歯と歯肉の境目に歯と約45度の角度になるように当てて、軽い力で小さく横に往復運動させて磨きます。動かし方は、スクラッピング法と同じです。歯と歯肉の境目のポケットの入口を磨く効率が高くなり、歯肉のマッサージ効果も期

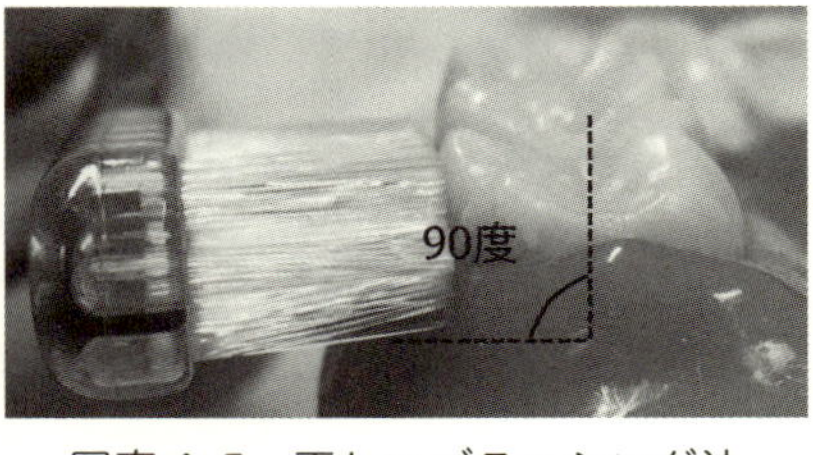

写真 4-5　正しいブラッシング法
（スクラッビング法）

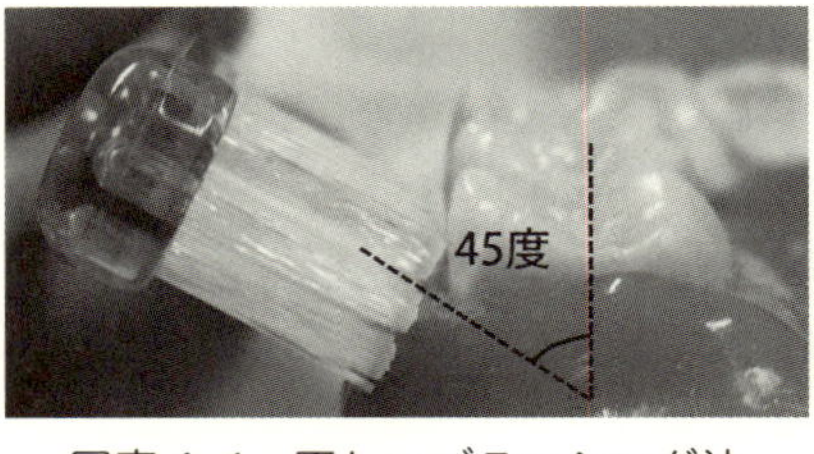

写真 4-6　正しいブラッシング法
（バス法）

待できます。

どちらの磨き方も、ポイントはブラシを横に小刻みに細かく（2～3ミリ）、1箇所につき最低10回くらい磨くことです。磨く際に、シャカシャカと大きな音が聞こえるようなら、歯ブラシの横振り幅が大きい証拠です。ブラシ圧、振動幅に気をつけてください。

歯の内側と歯肉の境目を磨くときには、舌が邪魔になって毛先を直角に当てるのが難しい場合があります。実際にブラッシングするときは、90度や45度という角度は目安であり、こだわりすぎる必要はありません。

3．軽く磨く

力を入れて磨くと歯ブラシの毛先が開いてしまい、せっかく磨いても、プラークを除去する効率が下がります。また、歯を傷つけて知覚過敏の原因にもなりかねません（写真4－7）。磨く際に毛先が開いてしまっていないか確認し、力の入りすぎに注意しましょう。

4．磨く場所（ブラシの毛先を当てる場所）

歯周病の始まる場所、つまりプラークの残りやすいところは歯と歯の間、歯と歯肉の境目、歯ブラシの届きにくいところ（奥歯、歯並びが悪いところ）です。ここにブラシの先がしっかり当たっていないと、きちんと磨けていることにはなりません。最初は、ブラシの毛先が磨きたい部分にしっかり当たっていることを鏡で確認して磨きましょう。

5．ブラッシングのタイミング、回数、所要時間

毎食後磨くことが理想です。磨く時間がない場合は、せめて1日1度、時間をかけて（最低5分以上）ゆっくりと隅々まで磨くようにしましょう。「食事の直後は、口の中が酸性になって、歯の表面のエナメル質が一時的に柔らかくなる。だから、食後すぐの

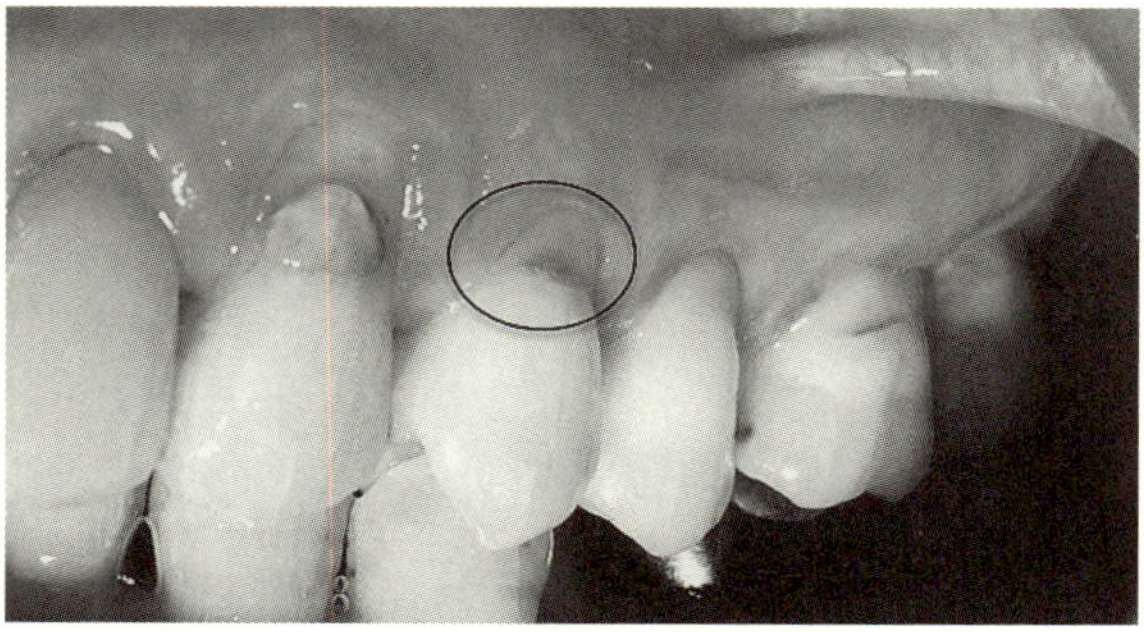

写真4-7　誤ったブラッシングで傷ついた歯肉
丸で囲んだ部分は、誤ったブラッシング法により、歯周病で露出した歯の根部が削れています。

ブラッシングはエナメル質を削り落としてしまうので良くない」、「食後は30分程度経ってからブラッシングしましょう」という話をテレビや雑誌で見たことはありませんか？　この話は酸で歯が溶ける「酸蝕症《さんしょくしょう》」と呼ばれる特殊な状況を想定した実験結果を基にしており、通常の食事の後ではこのような状況を心配する必要はないでしょう（詳しくは、小児歯科学会のホームページをご覧ください）。

また、寝ている間は唾液の量が最も減るため、細菌がお口の中で繁殖しやすくなります。ですから、寝る前にゆっくり丁寧に磨くことが最も効果的なブラッシング法です。歯を長く磨く習慣のない方は、テレビを見ながら、お風呂に入りながらなど、「〜ながら磨き」をお勧めします。「〜ながら」で、いつの間にか5分くらい磨けます。ただし、「〜ながら磨き」で同じ所ばかりを磨くのにはご注意ください。

いろんな器具を使いこなす

どんなに歯ブラシで磨いても、歯と歯の間や奥歯は磨き残しが生じます。そんなときは、補助器具を使って取り残したプラークも除去しましょう。清掃補助器具の代表的なものに、デンタルフロス、歯間ブラシ、タフトブラシがあります（写真４－８）。

１．デンタルフロス

歯と歯の間の歯と歯が直接接触している場所のプラーク除去に適しています。歯間ブラシの入らないような狭い歯と歯の間に使用することが可能です。

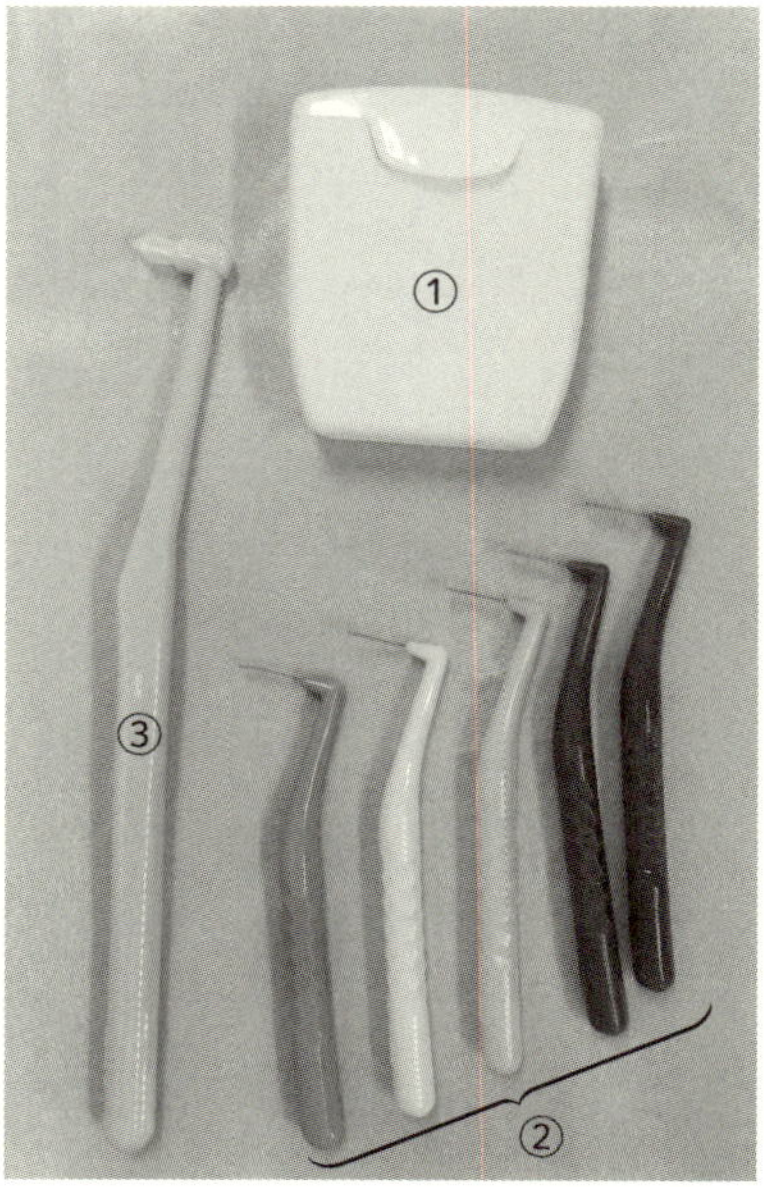

写真 4-8　清掃補助器具
① デンタルフロス
② 歯間ブラシ
③ タフトブラシ

【使い方】

① 一回に、30～40センチのデンタルフロスを左右の指（人差し指か中指）の第一関節あたりに巻きつけ親指で支える（写真4－9）。歯と歯の間にフロスを通す（写真4－10）。

② その際に、フロスを一方の歯面に押しつけてのこぎりを引くような動作でフロスを上下させて歯と歯の間を通す（写真4－11左）。

③ もう一方の歯面にもフロスを押しつけながら歯と歯の間を通してフロスを取り出す（写真4－11右）。

歯肉を傷つけないように歯面にフロスを沿わせることがポイントです。

【フロスの種類】

〈形状〉

デンタルフロスにはホルダー付きのものがあります。フロスの使用に慣れていない方はホルダー付きの方が簡単に磨けます（特に奥歯の歯と歯の間など）（写真4－12）。慣れてくるとホルダータイプだと糸が

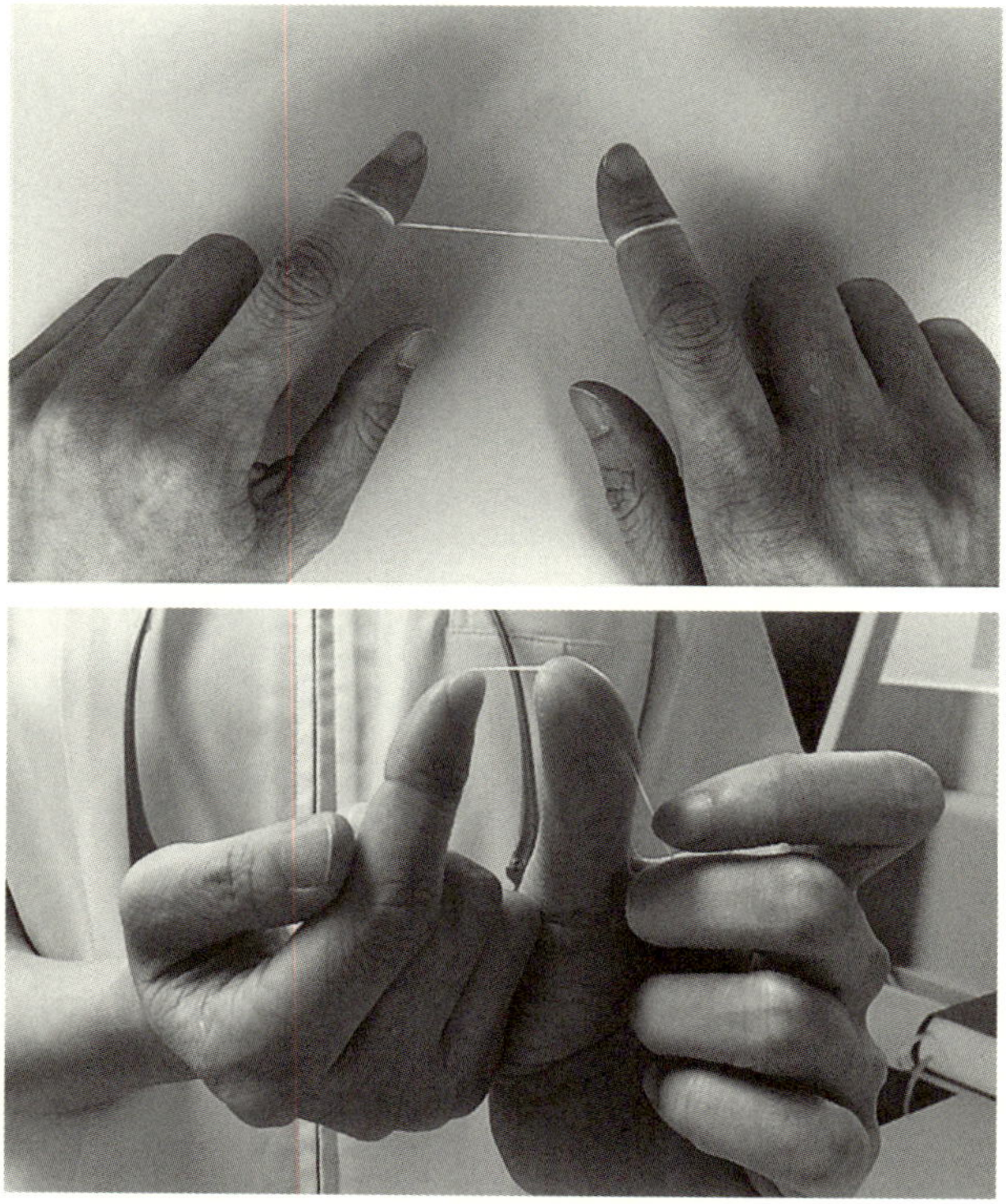

写真4-9　フロスの指へのかけ方
30～40センチのフロスを左右の指にかける（上）。
親指の腹で支えてピンとフロスを張る（下）。

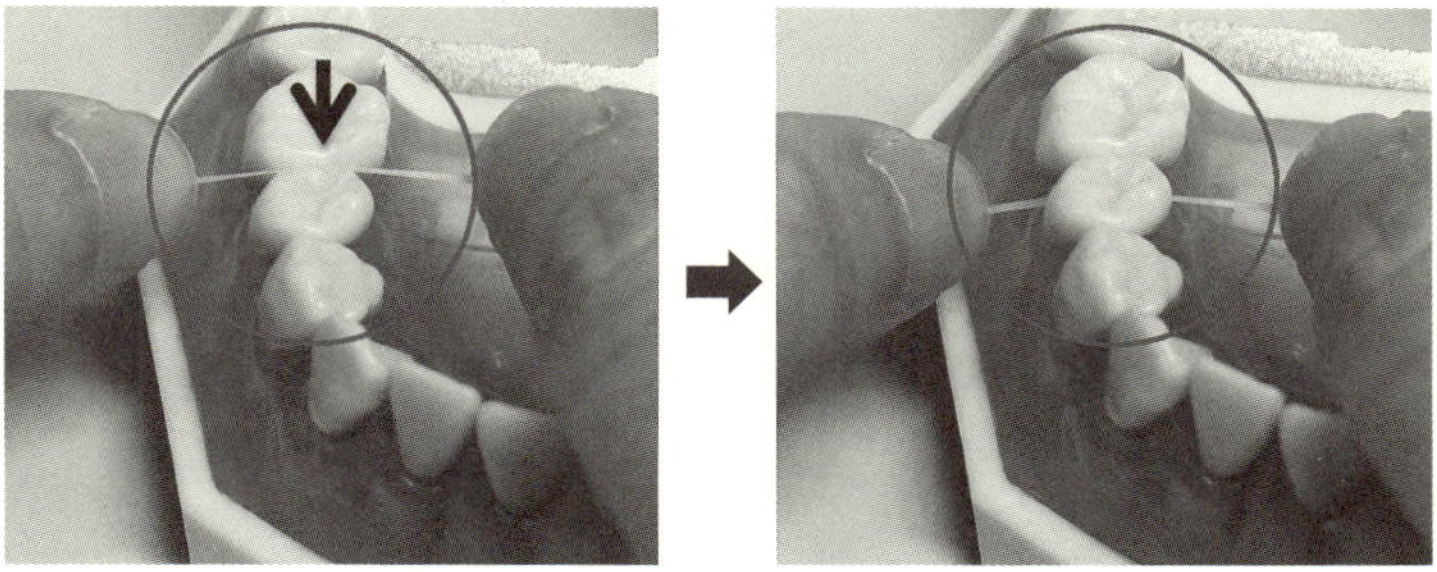

写真 4-10　フロスの歯への通し方
フロスを歯と歯の間に通す。

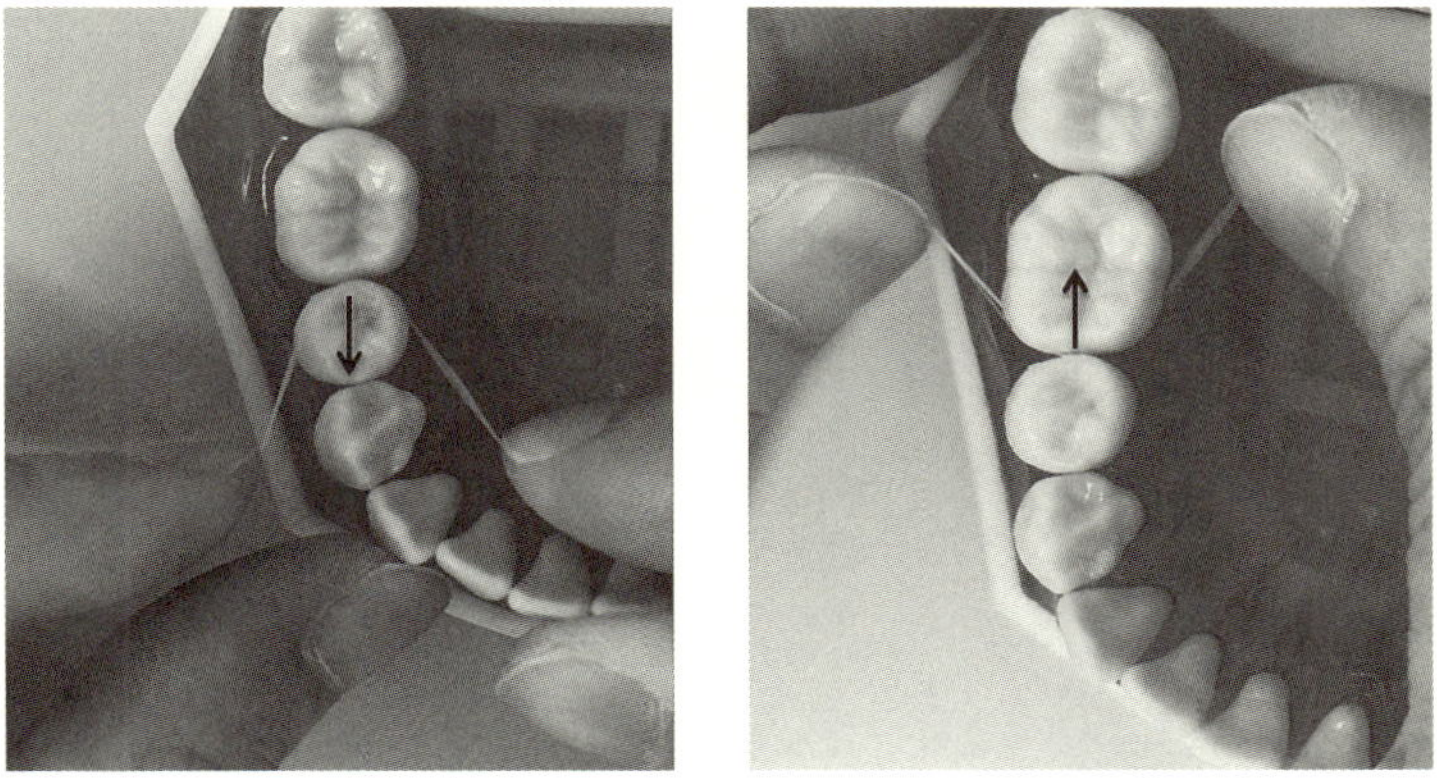

フロス挿入時　　　　フロス取り出し時

写真 4-11　フロスで歯面を清掃する動作
矢印の方向にフロスを押しつけながら上下に動かす。

歯にひっかかりやすく感じると思います。そんなときは、ホルダーなしのものを試してみましょう。

〈糸の種類〉

滑りの良いワックスタイプと、アンワックスタイプがあります。慣れない間は、歯と歯の間に入りやすいワックスタイプの使用をお勧めします。

〈糸の太さ〉

糸の太さもいろいろあります。細い糸は歯と歯の間に通しやすく、太めの糸は汚れを効率良く落とせます。初心者の方は操作がしやすい細い糸をお勧めします。

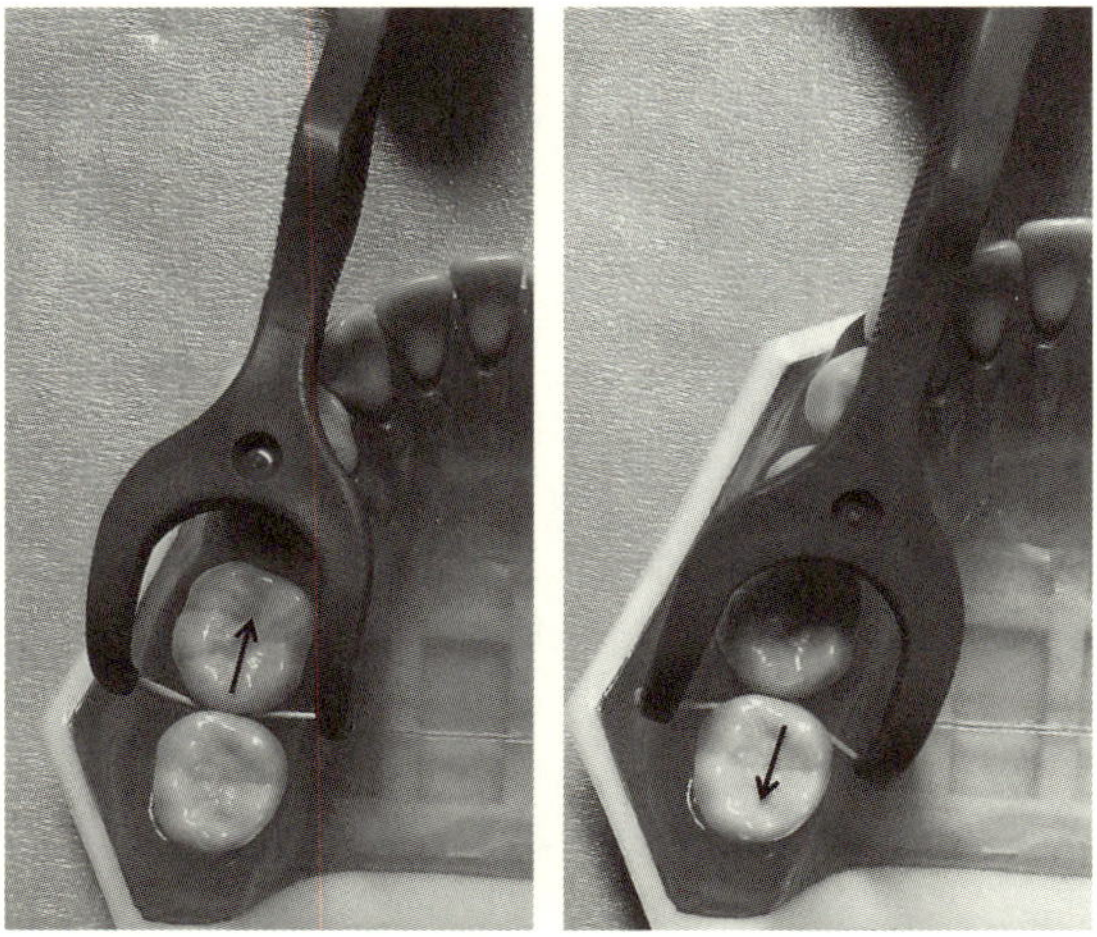

写真 4-12　ホルダータイプのフロス
ホルダー付きのフロスも、矢印の方向にフロスを押しつけるように動かす。

２．歯間ブラシ

歯と歯の間、特に歯肉が下がって少し隙間ができた歯と歯の間の清掃に適したブラシです。太さも、細いブラシから太いブラシまであります。歯と歯の間の穴の大きさに合った適切なサイズを選びましょう。困ったときは歯科医師に自分に合ったサイズを聞いてみましょう。

【使い方】

①　頬側から歯と歯の間にブラシを挿入。

②　両方の歯にこすりつけるようにして磨く。５ミリ程度、前後に動かして清掃する。１回につき数回の出し入れ運動をする。

〈歯間ブラシの形状〉

持ち手の形もいろいろあります（写真４－13）。真っ直ぐなものは前歯を磨くのに適しています（写真４－14左）。先が曲がっているタイプは奥歯を磨くのに適しています（写真４－14右）。

〈歯間ブラシの寿命〉

ブラシの元にある針金が切れたときや、ブラシの毛が少なくなってきたら新しいものに交換してください。磨いていて歯間ブラシが以前よりスッと通るようになったら毛のボリュームが減っている証です。新しいものに取り

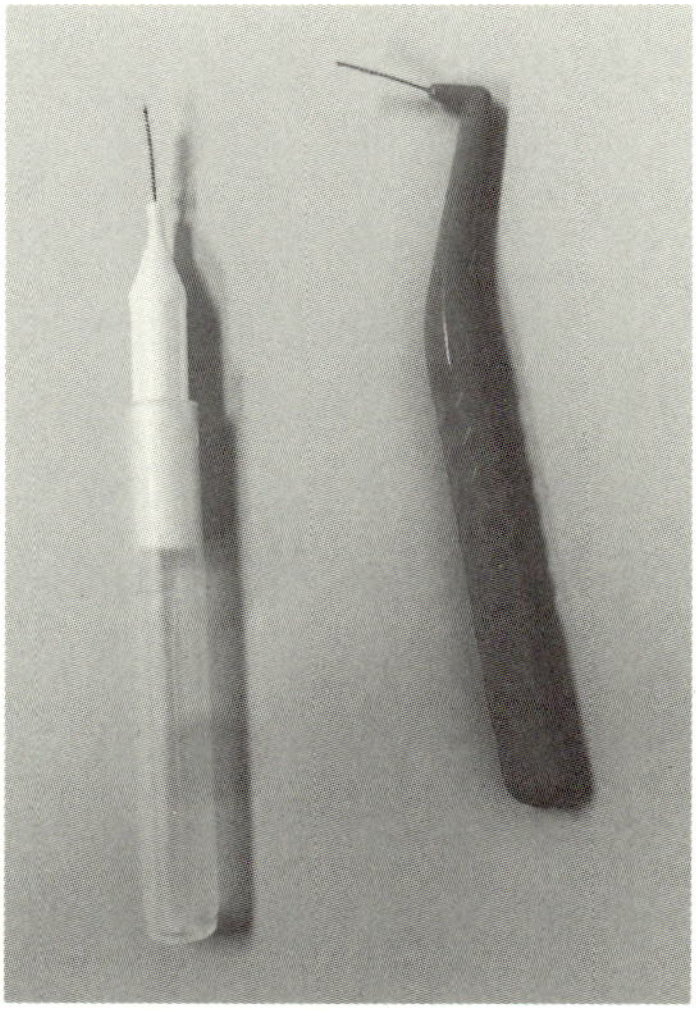

写真 4-13　歯間ブラシの種類

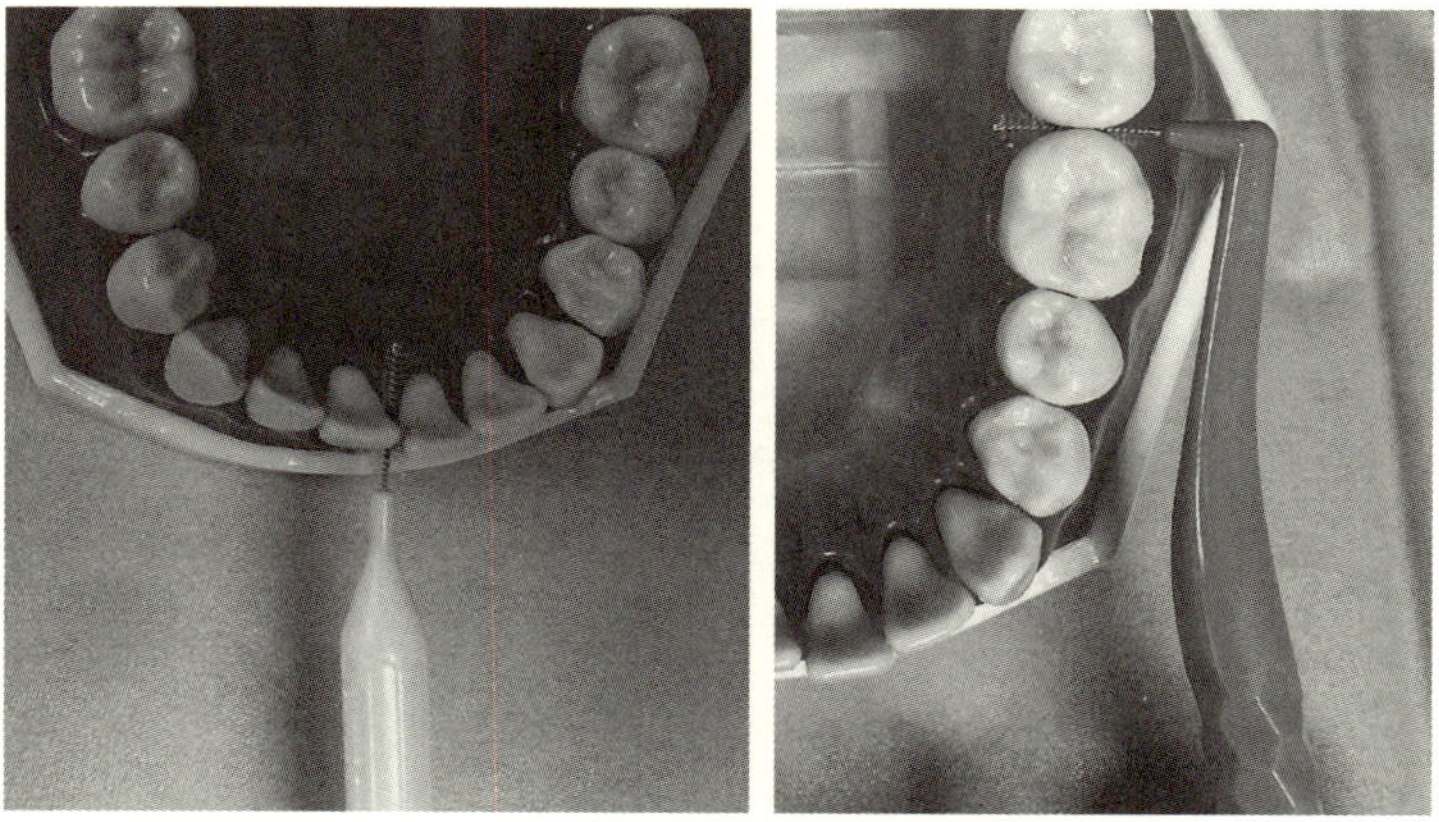

写真 4-14　歯ブラシの形状に適した使用部位

替えてください。

3．タフトブラシ

歯間ブラシでは磨きにくいところ、たとえば、歯と歯の間のすき間の大きい場所や奥歯の溝や、生えかけの親知らず、歯並びの悪い部分など、普通サイズの歯ブラシでは届きにくい場所を「ここ」とねらいを定めて清掃したいときに使いましょう（図4－4）。

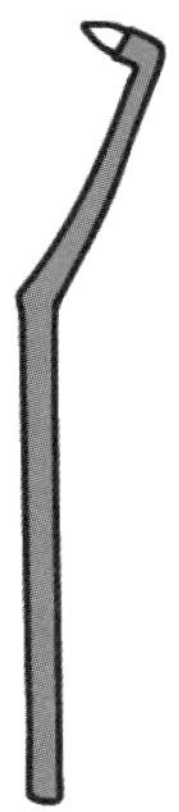

図4-4　タフトブラシ

4．電動歯ブラシ

電動歯ブラシも普通の歯ブラシも、正しく使用すれば、プラークを除く効率に大きな差はありません。ブラシの毛先を歯と歯肉の境に当てることがどちらも大切です。ただし、歯ブラシを細かく動かすのが苦手な人や難しい人には電動歯ブラシが適しているかもしれません。電動歯ブラシの種類によって、使用方法が異なるので、お持ちのものを一度歯科医院で見てもらいましょう。

5．歯磨き粉（歯磨剤）、洗口液など

歯磨き粉も洗口液も、それ単独で口の中のプラークを除去することはできません。まず、口の中の汚れを歯ブラシでしっかりと落とすことが大切です。歯ブラシによるプラークの除去と併用することで、歯磨き粉や洗口液の効果が上がります。歯磨き粉を使用する際は、泡立ちにより長時間磨くことが困難になりやすいので、歯ブラシにつけすぎないようにしましょう。歯磨き粉の種類は、味、薬用成分の差、粒子の差などさまざまな物があります。ご自身の好みや気になる症状にあわせて選択されたらいいでしょう。あくまでも、ブラッシングの効果を補足するものとお考えください。

歯科医師が気にする歯磨き粉の違いとしては、含まれている粒子の大きさです。ホワイトニングを目的とする歯磨き粉には大きな粒子が入っていることがあります。歯がしみるといった知覚過敏の症状をお持ちの方は、このような歯磨き粉を使用せず、細かい粒子が含まれる知覚過敏用の歯磨き粉を使用しましょう。

＊

効果的なブラッシングを行うためには、先に記したスクラッビング法・バス法を基本とし、それに加えてそれぞれの口の状態にあわせたブラッシング法を行うことが大切です。歯科医院では、患者さんの口腔内の状態（歯列の大きさ、歯並び、歯肉の状態、清掃しにくい場所の有無、歯を失った箇所や被せ物の形など）とブラッシングの技術的な習熟度により、適切な歯ブラシの選択と効果的なブラッシング法を指導します。お肌のお手入れが人それぞれ違うように、適切なブラッシングの方法も人によって異なります。一度、歯科医院であなたに合った歯ブラシ、あなただけのブラッシングの方法を教えてもらうことをお勧めします。

チェックポイント

- 歯周病の予防には、毎日の（　）が効果的。
- 歯ブラシの毛先や持ち手は（　）なものを使用しましょう。
- 歯ブラシの持ち方は（　）の持ち方と同じです。
- プラークの着きやすい場所は（　）と（　）です。
- ブラッシングの際は（　）い力で、横に（　）動かし、最低（　）分は磨きましょう。

（答え）ブラッシング、まっすぐ、鉛筆、歯間、歯と歯肉の境目、軽、細かく、５

参考
ライオン～クリニカ　http://clinica.lion.co.jp/oralcare/hamigaki.htm
全国歯科衛生士教育協議会『歯周病学（第２版）』医歯薬出版、２０１５年

4 お口の一生

B子　「テレビを見ている母が、年を取っても口元がきれいな芸能人を見ると、『あの人は子どもを産んでないから』とか『結婚してないから』とか言うねんよ。おまけに『自分の歯が悪くなったのはあんたを産んだせいや』なんて言うし」

C子　「それじゃ赤ちゃんがお母さんの歯からカルシウムを持っていった、ってこと？」

B子　「そうそう。まるで私のせいみたいやん。先生、子どもを産んだお母さんは、みんな歯が悪くなるんですか」

歯科医　「いいえ、よく聞く話ですが、それは違いますよ。赤ちゃんはお母さんの歯からカルシウムをもっていったりしません。つわりがひどかったり、妊娠中に体が疲れたりすると、十分にブラッシングできないお母さんもいらっしゃるのかもしれませんね。それから、出産後は子どもの世話で忙しくなるので、お母さんは自分の歯の健康のことは後回しにしてしまうのかもしれません」

B子「なーんや。自分も赤ちゃんを産んだら歯が悪くなるんかと心配して、損したわ」

歯科医「ただ、かなり重症になってから、やっと私のところにやってくる人もいますね」

B子「うーん。若い間は歯や歯ぐきはそう簡単に悪くならないように思ってるし……」

歯科医「みなさん、体のことは気をつけていますよね。学校や会社でも健康診断があったり、中高年になると人間ドックに行って病気がないか調べますよね。B子さんやC子さんは、歯の健康診断を受けていますか？」

C子「……。長い間受けてない……。心配になってきたわ」

B子「妊娠中も受けた方がいいんですか？」

歯科医「口の中の状態は年齢によって変化していきます。ですから、定期的に健診を受け、自分の年齢に合った歯の病気を予防する方法を教えてもらうことが、歯の健康を保つ上で大切なんですよ。妊娠中も、歯医者さんにお口の健康チェックをしてもらっていたら安心ですね」

この章では、年齢別のお口の変化や起こりやすい病気、お口の清掃法について見ていきましょう。

歯の生え方

お母さんのお腹の中で卵子が受精して6週目頃になると、お腹の赤ちゃんに口ができてきます。口の表面の細胞（上皮細胞）が増殖して歯肉（歯ぐき）の内部に入り込み、子どもの歯（乳歯）の卵とも言える「歯胚《しはい》」の形成が始まります。

しかし、生まれたときには、通常は歯はまだ1本も生えていません。その後、個人差はありますが、生後6〜8カ月頃になると乳歯が生え始めます。

最初に下顎の中央部に前歯（乳中切歯《にゅうちゅうせっし》）が生えてきます。そして、少し遅れてその隣の前歯（乳側切歯《にゅうそくせっし》）や上顎の前歯（乳切歯）が生えてきます。

その後、奥歯が生え始め、2歳半頃に一番後ろに奥歯（第二乳臼歯）が生えると、20本の乳歯がすべて生え揃い、子どもの歯の歯並び（乳歯列）が完成します（図4－5）。また、乳歯が生え始めるとその萌出《ほうしゅつ》にしたがい、時間をかけて歯根が段々伸びて完成します。

お腹の中で赤ちゃんが3カ月半頃まで成長すると、もう大人の歯（永久歯）の歯胚の形成も始まっています。永久歯の歯胚は数年間、歯槽骨の中で発育し、やがて6歳前後になると口の中に生えてきます。

通常は最初に、下顎の奥歯、第二乳臼歯の後ろに永久歯の第一大臼歯が生えるか、下顎の前歯（乳中切歯）が永久歯の前歯（中切歯）に生え代わります。

その後、12歳頃までに乳歯から永久歯への生え代わりが進み、最後に第二大臼歯が生えて、28本の永久歯の歯並び（永久歯列）が完成します。

また、20歳近くになって、第二大臼歯の後ろに親知らず（第三大臼歯）が生える人もいます。親知らずは、最初からない人もいて、生えない人も珍しくありません。また、乳歯の場合と同じように永久歯が生え揃う間に、永久歯の歯根が徐々に伸びて、15歳頃に第二大臼歯の歯根が完成します。

歯や口のライフステージ

▼お母さんの妊娠期（生まれるまで）

先の説明の通り、乳歯が生え始めるのは生後6～8カ月頃ですが、妊娠

６週頃からその歯胚（歯のたまご）の形成が始まっています。妊娠４～５カ月頃からは この歯胚にカルシウムやリンがくっついて少しずつ硬い組織になり、歯の形になっていきます。永久歯のうち、前歯や第一大臼歯の歯胚も妊娠期から作られ始めています。

　歯の形成に必要な栄養素は、歯を硬くするカルシウムやリンだけでなく、歯胚の形成に役立つコラーゲンやカルシウムの代謝を助けるビタミンC、ビタミンDなどを含め、多数の栄養素が必要です。そのため、丈夫な歯ができるためには、お母さんは健康でバランスのとれた食事を摂ることが重要です。

　むし歯菌である「ミュータンス菌（*Streptococcus*《ストレプトコッカス》 *mutans*《ミュータンス》）」は、生まれたばかりの赤ちゃんのお口の中にはいません。しかし、むし歯菌はお母さんの口の中

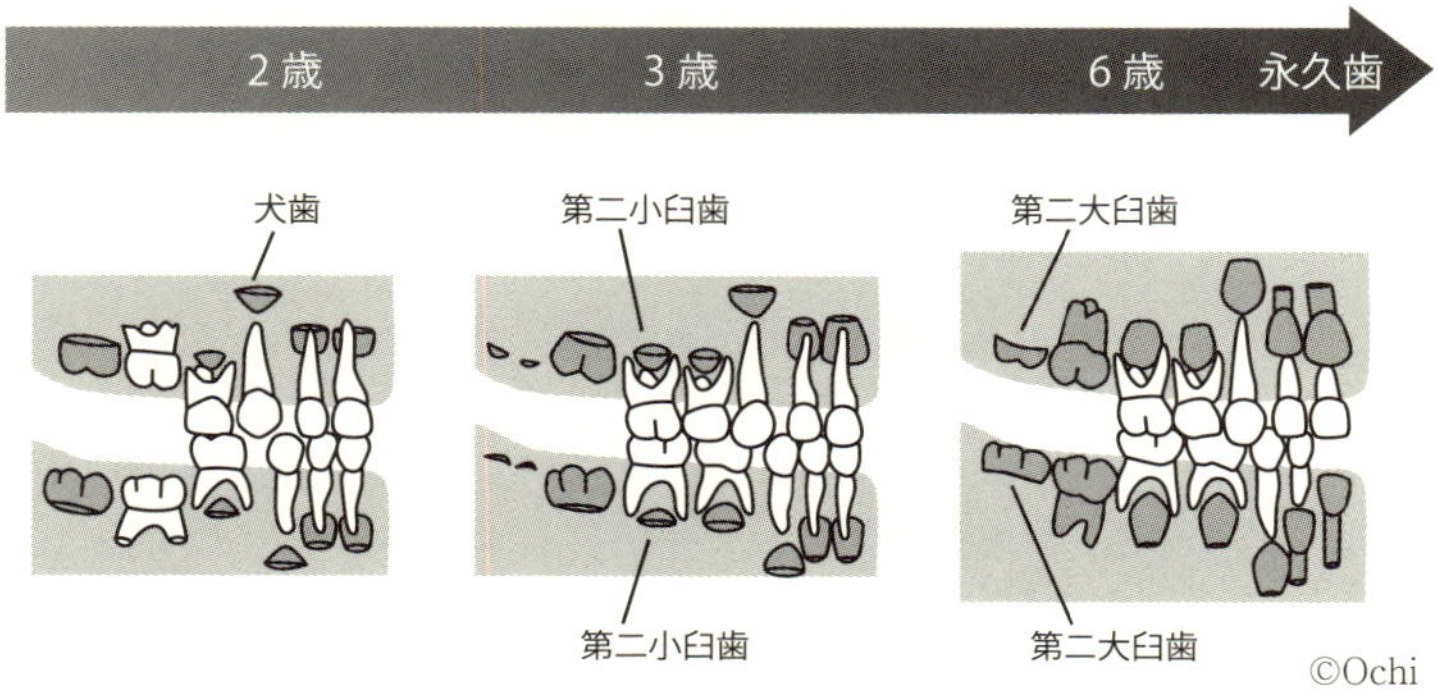

1994年をもとにイラストを作成）

の菌が唾液などを介して、赤ちゃんに感染することが明らかとなっています。ですから、お母さんはお口の中を清潔にして、むし歯菌を減らすように心がけることがご自身のためにも、お子さんのためにも重要です。

＊

お口のお手入れ方法

お腹の赤ちゃんの健康のためにも、できるだけお口の中をきれいに保つように努めましょう。最近ではマタニティー歯科外来を設けている歯科医院もあります（大阪大学歯学部附属病院にもあります）。妊娠中のお母さんのお口の中や、出産後のお子様へのお口の中に関する不安を取り除くサポートを得ることができるので受診してみてください。

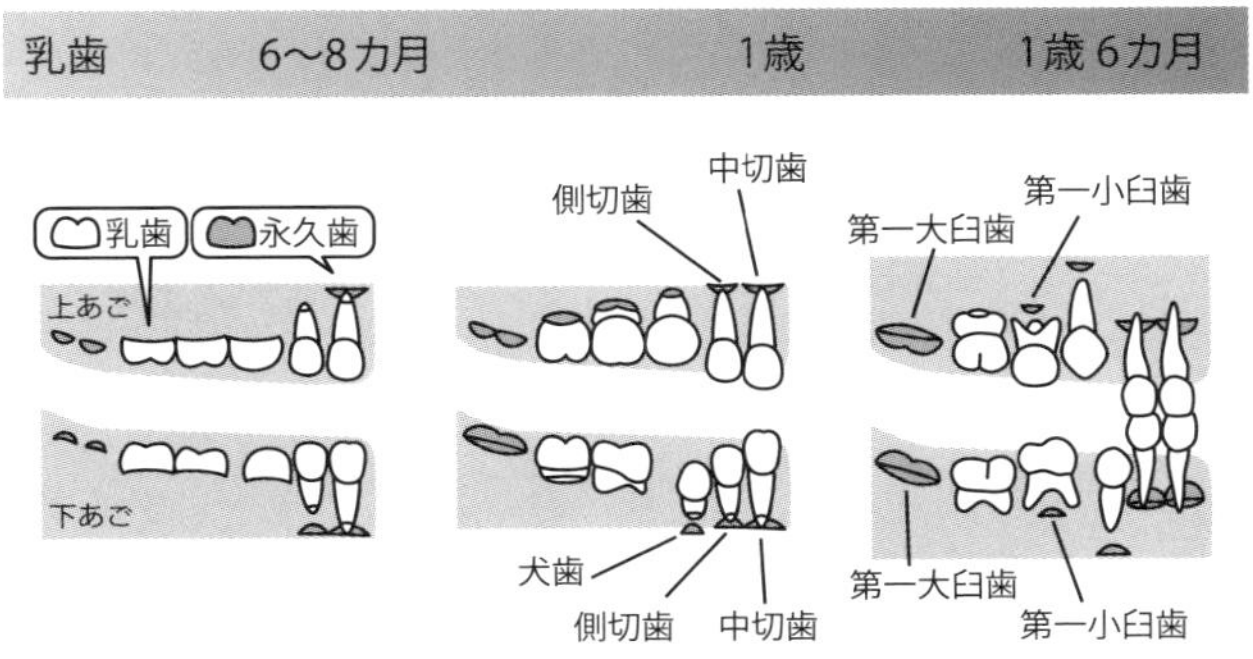

図 4-5　乳歯の生える順番
（パネル　日本人小児の歯の萌出時期、日本小児歯科学会、医歯薬出版、

▼赤ちゃんから幼児期（0歳から小学校入学前）

赤ちゃんは反射的にお母さんのおっぱいから母乳を吸います。この授乳を通じて我々は物を「口に取り込む」「飲み込む」機能を訓練・発達させていきます。乳歯が生えて来たら、離乳食などを食べる過程で、かむ（咀嚼《そしゃく》）機能を発達させていきます。そして、乳歯が生え揃う過程で、スプーンやフォークの使用法、そしてその後、お箸の使い方を学びながら、よくかんで食べるといった、「食べる」ための学習を行います。また、この時期には、「発音」に関する唇、舌、歯、軟口蓋《なんこうがい》など口の各部位の微妙な調節・連動を学習していきます。

一方、乳歯のむし歯予防を図るため、お母さんなどの保護者の介助のもと、口腔清掃の習慣を体験することも、将来の食育支援《しょくいくしえん》（食べることから健康な生活を考えること）にとって、この時期に行うべき重要なステップです。

＊

お口のお手入れ方法

赤ちゃんから幼児期は、保護者によるブラッシングが大切です。歯が生えたばかりで、ブラシで磨くのが難しい場合には湿らせた布で表面を拭うだけでもかまいません。子どもが歯磨きの習慣を身につけるお手伝いをしましょう。歯が生え揃う頃（2～3歳）には、一度かかりつけの歯医者さんに、歯や口の中に生まれつきの異常がないか診てもらうことをお勧めします。また、むし歯になりやすい甘い食べ物には注意しましょう。

食べた後は自分で歯を磨く習慣をつけさせると同時に、まだ子どもは自分一人では完璧に磨くことができないので、保護者による仕上げ磨きを徹底しましょう。特に、乳歯の奥歯と奥歯の間がむし歯になりやすいので、しっかりフロスを通して仕上げ磨きをしてください。

▼学齢期（小学生から高校生）

小学校に入学する頃になると、乳歯から永久歯への生え代わりが始まります。そのため、歯の数や位置が著しく変化するので、自分の歯の状態をよく理解して、自分自身で口腔清掃をする習慣を身につける必要があります。学校給食でも、歯の状態に合わせ食事のときに注意することが必要です。

＊

お口のお手入れ方法

6歳臼歯（第一大臼歯は6歳頃に生えてきますので、このように呼ばれることがあります）が生える頃には6歳臼歯専用の歯ブラシを使って仕上げ磨きをしてあげましょう。歯医者さんに定期的に通ってむし歯のチェック、フッ素塗布してもらうことをお勧めします。

中学生になると、永久歯列が完成します。生え始めてしばらくの永久歯は、むし歯に対するリスクが高くなっています。永久歯は生涯にわたり健康を支えるものですから、この時期のむし歯予防は歯を残すことによる将来の健康維持にとって特に重要です。

また、高校生くらいになると、歯肉炎を発症する人が見つかりますし、数千人に1人程度ですが、歯周炎が早期に発症する人（侵襲性《しんしゅうせい》歯周炎患者）がいますので、学校健診やセルフチェックを通じた歯周病に対する注意も必要となります。

＊

お口のお手入れ方法

歯と歯の間、奥歯のかみ合わせがむし歯になりやすい時期です。デンタルフロスの使い方をマスターし、歯と歯の間をしっかりと磨くようにしましょう。また、ホルモンの影響や不規則な生活から歯肉炎になりやすい時期です。栄養のある食事と規則正しい生活を送り、食後の歯磨きを忘れないように心がけましょう。学校健診でむし歯などを指摘されたときは、必ず歯科医院を受診してください。また、歯並びも気になり始める頃ですので、一度、歯科医院で矯正治療が必要かどうかを診てもらうことをお勧めします。

▼青年期（20歳から50歳）

年齢とともに永久歯のむし歯の発症が増加してきます。そのため、口の中には詰め物や被せ物の治療を受けた歯が増加してきます。また、むし歯よりは少し遅れますが、徐々に歯周病の発症も増加してきます。

そして、むし歯や歯周病がひどくなって抜かざるを得ない歯が出てきて、失った歯の両隣の歯に被せ物をすることで失った歯を補《おぎな》うブリッジや、部分入れ歯が口の中に装着されることもあります。また、最近では、歯を失った場所に人工の歯の根を埋め込むインプラントを用いて、歯の機能の回復を図る場合もあります。

むし歯や歯周病の対策としては、早期にそれらを発見することが何よりも重要です。この時期には、学齢期にあった学校健診などの歯科健診を受ける機会が減ってしまいますので、自分の意志で自発的に定期的にかかりつけの歯医者さんに行ってチェックしてもらうことが必要です。

また、歯周病などは全身の健康状態にも影響を受けますので（第４章１節参照）、早食いや食べ過ぎにも注意して、糖尿病やメタボリックシンドロームなどの予防に努めることも、口の健康維持には必要です。

＊

お口のお手入れ方法

まず、お口の健康維持に関心を持ちましょう。歯ブラシで歯と歯肉の境目をしっかりと磨くことで歯周病の予防に努めましょう。被せ物のあるところは特に歯垢がたまりやすいので、念入りにブラッシングするように心がけてください。歯周病が起こりやすい歯と歯の間は、歯間ブラシやフロスを使ってしっかりと丁寧に磨きましょう。プラークが歯石になってしまうと歯ブラシでは取れません。定期的に歯科医院に通い、専用の器具で歯のクリーニング（歯石除去など）を受けることをお勧めします。また、歯周病は体の免疫力と密接に関係しています。働き盛りで生活のリズムが崩れやすく、ストレスがたまりやすい方は、急速に歯周病が進行することがあります。また、糖尿病などの全身の病気に伴い歯周病が発症したり悪化したりすることもありますので、お口の健康のみならず、体全体の健康にも気を付けて毎日を過ごしましょう。

▼高齢期（60歳以降）

最近では、多数の歯を保持している高齢者が増加していますが、一般的には、高齢期になると歯の数が減少します。歯の減少の原因は、むし歯と歯周病ですが、この時期になると歯周病が一番の原因になってきます。そして、この時期には、長年のかみ合わせにより歯が摩耗したりする生理的な変化に加えて、歯周病の進行により歯肉が下がり、歯根にむし歯が多発してきます。また、長期間のかむ力の負担や、むし歯などのために、それまでに何度か受けた歯科治療による歯質の減少（治療の度に歯が削られて、元からあった歯の部分が小さくなっていくこと）が影響して、歯の破折《はせつ》が増えるといった症状も見られます。そのため一般的には年齢を重ねるほど、歯の数が減少することとなり、徐々に大きな入れ歯やインプラントを装着する必要が生じてきます。

さらに、高齢期では、さまざまな身体の障害が生じることも多く、歯や入れ歯の清掃に介助が必要なケースも出てきます。要介護者の口腔ケアについては、第3章の3節を参照してください。

＊

お口のお手入れ方法

入れ歯などに不具合がある場合は、早めに歯医者さんに相談しましょう。今は問題がなくても、しっかりとかめる口の中の環境を維持するために、定期的に歯科医院で入れ歯や被せ物のメインテナンスをしてもらうことが大切です。さらに、自分の歯を一本でも多く残せるように、ブラッシングの継続、歯科医院での定期検診とクリーニングを続けましょう。また、食後は食べかすやプラークを除去するために、ブラッシング、入れ歯の清掃をきちんと行いましょう。

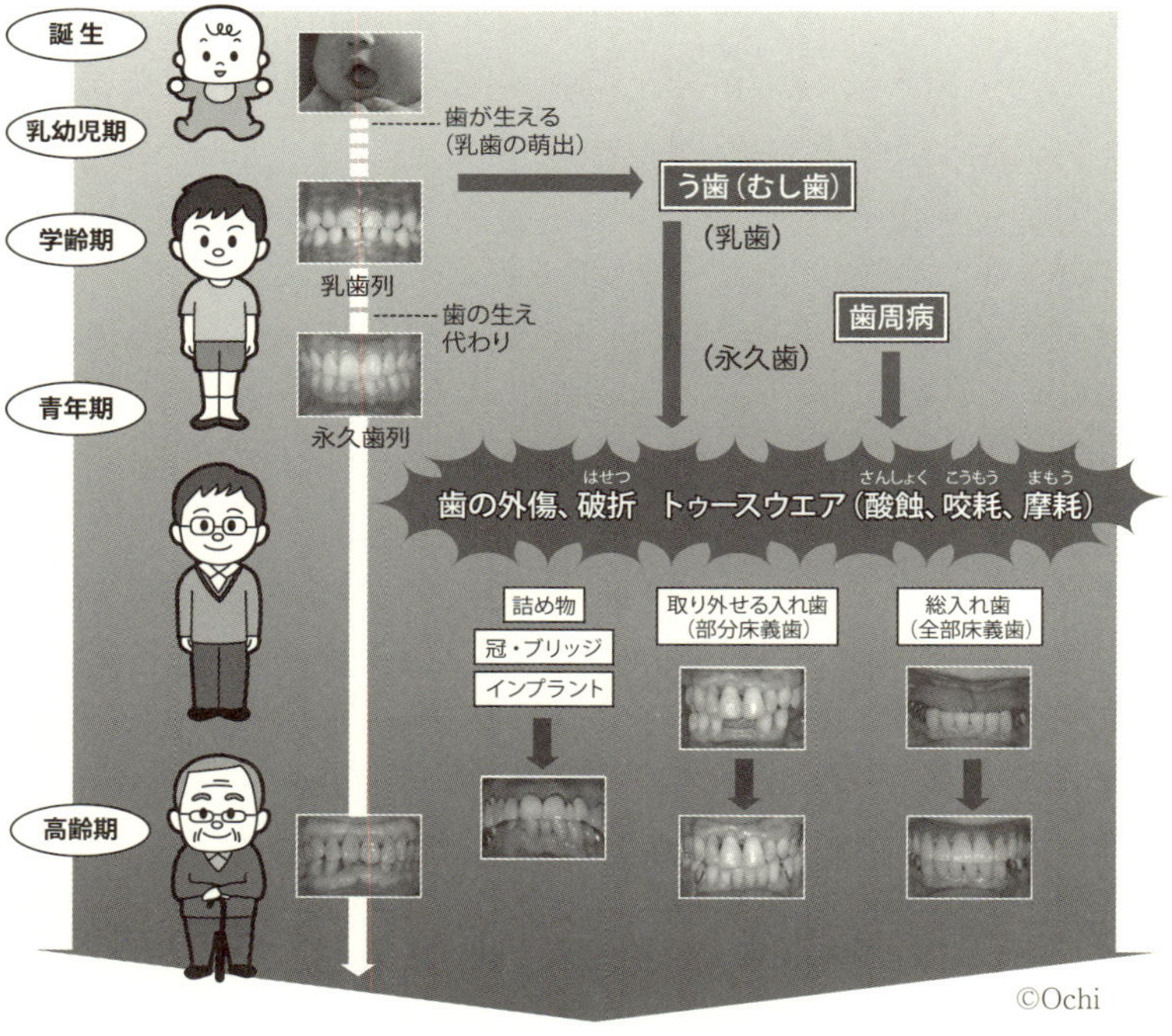

歯や口のライフステージ

チェックポイント

- 妊娠中は歯科検診や治療を受けられない。　○　×
- 赤ちゃんの家族にむし歯が多いと赤ちゃんにむし歯がうつるかもしれない。　○　×
- 小学生は若いので歯肉炎にならない。　○　×
- 入れ歯は自分の歯ではないので清掃しなくても歯周病と関係ない。　○　×

（答え）×、○、×、×

参考
パネル　日本人小児の歯の萌出時期、日本小児歯科学会、医歯薬出版、１９９４年

第5章

歯医者さんについて教えてください

1 歯科治療のいま昔

歯科医「B子さんとC子さんは、どうして歯医者さんに行きたくないんですか？」

B子「子どもの頃に歯医者さんに行ったら、ほんまに痛くて恐かったんです。それに、ちょっとぐらいやったら歯が痛くても、しばらくしたら、おさまることもあるし大丈夫かなと思って……。それに予約を取るんも億劫《おっくう》やし」

C子「美容室やったら、毎月予約を取って行くのにな」

歯科医「それがダメなんですよ。むし歯や歯周病は症状が軽いうちに治療をしないと手遅れになるって、前にもお話ししたでしょ。それに、いまの歯医者さんの治療は、昔よりも痛みが少なく、治療を受けることができるんですよ」

B子「そうなんや。そやけど、長い間放っておいて、近くの歯医者さんで治せんぐらい悪るなったら、どうしたらええの。」

歯科医「歯科にも大学病院があるのを知っていますか?」

B子「知らんかった。でも、もっと恐くて行きにくいわ」

C子「せやなあ。大学病院て、敷居高いし、紹介状ないと診てくれへんのとちゃう?」

歯科医「いやいやいや……。そんなことはありませんよ。もちろん大学病院には「最後の砦《とりで》」病院としての大切な役目はありますが、C子さん、誰でも、いつでもかかることができるんです。もちろん、大学は、治療をもっと良くするための研究や、学生さんの教育も行っていますが、最新の機器や新しい治療法を導入していて、難しい症例に対して、最新の歯科治療を行ってくれますよ。この機会に、ぜひ大学病院のことも知ってもらって、歯科治療がどんどん良くなっていることを知ってください」

歯医者さんのお仕事

歯医者さんの仕事は、歯を削ったり歯を抜いたりすることと、思われていますよね？　お医者さんがこういった治療を行うことは原則、法律により禁止されています。古代ではお医者さんも歯医者さんも、患者さんのつらい症状を緩和するという点では同じ立場だったでしょうから、「歯も体の一部だからお医者さんが歯科治療を行ってもいいのでは？」という声もあると思います。それでは、医科と歯科が分かれたことについて、年代をたどってみてみましょう。

日本では、１８００年代後半までは、しっかりとした医学教育を受けていない「歯抜き屋」と呼ばれる人達がいました。これを是正するために、明治7年（1874年）に「医制七十六カ条」が制定され、非医師による歯科治療の排除が図られました。この「医制七十六カ条」の中では、歯科は一般医科に含められており、「口中科」と称していました。

その後、明治16年（1883年）に「医術開業試験規則」によって新たに「歯科医籍」が設けられ、明治39年（1906年）に医師法と歯科医師法の制定で、法律上、医科と歯科の分離が確定されましたが、実際のところ、政府は医師の歯科治療を容認していました。そして、大正5年（1916年）に医師が内務大臣の許可を受けずに歯科医業を行うことを禁止する条項等が加えられました。この法律改正以降は、お医者さんが充填《じゅうてん》（歯を削って詰める）・補綴《ほてつ》（歯を削って被せ物を入れたり、入れ歯を作ったりする）・矯正《きょうせい》（歯並びをきれいにする）といった歯科医業を行うことが禁止されました。では、どうして医科と歯科は分かれたのでしょうか。

医科と歯科の違い

１８００年代の歯科治療は今と同様に、むし歯の治療や入れ歯などの作製が主な仕事でした。しかし、現在ほどは歯科医療の技術は進んでおらず、手先の技術が重視された職人という色合いが濃く、そのため、歯科だけが唯一医学から分離したといわれています。ただ、これには諸説あり、医学は内科的に薬剤で治療するのが主であったため、医学は薬学を中心に発展したのに対し、歯学は、鎮痛と抜歯のような外科的処置が主であったことから、外科を中心に発展し、医学と歯学は分離したとの説もあります。

海外に目を向けると、１８３０年頃に歯科医師ハイデンとハリスが中心となり、アメリカのメリーランド大学に歯科医学の専門講座を作ろうという動きが活発になりました。しかしながら、大学やメリーランド州当局は「前例がない」という理由で、最後までこれを認めませんでした。そのためハイデンとハリスは、１８４０年にメリーランド州にボルティモア歯科医学校を開校しました。これをきっかけとして、アメリカを始めとする多くの国で、歯学部と医学部が別建てシステムとなり、このことが、歯学が医学から分離した理由の一つとも考えられています。いずれにせよ歯科治療の歴史的な背景から、お医者さんから独立して歯医者さんが誕生したといえます。

この章では、「歯科治療のいま昔」ならびに「大阪大学歯学部附属病院のいま昔」と題しまして、歯科治療の歴史ならびに歯科の大学病院の歴史を見ていくことにしましょう。

*

昔と比べて今の歯科治療技術は大きく進歩しています。それでも、「歯医者さんは痛いことをするところ」「歯医者さんが怖い」と考えている患者さんはたくさんいます。ここでは、歯科治療の今と昔を比べることで、今の歯科治療が昔よりずいぶん快適になっている様子を見ていきましょう。そうすることで、少しでも「歯医者さんが怖い」という気持ちが和らぐと思います。「歯医者さんが怖い」という皆さんは、「注射して麻酔をする」と「歯を削ってむし歯の治療をする」と「歯を抜く」の３つが特に怖いと思いますので、この点についての「いま昔」を比べることにしましょう。

「注射をして麻酔をする」歴史

まず基礎知識として、麻酔には全身を鎮静させる全身麻酔と、麻酔薬を局所組織に注射して麻酔する局所麻酔があることを覚えておいてください。

さて、医歯学の歴史の中で初めて麻酔薬が誕生したのは、古代ローマの学者アウルス・ユルネリウス・ケルスス（紀元前25年頃〜紀元後50年頃）の著書 *De Medicina*（医学論）とされています。そこでは、全身麻酔薬として芥子《ケシ》の実、曼陀羅華《まんだらげ》（チョウセンアサガオ）、桂皮《けいひ》（シナモン）、胡椒《こしょう》などが有効であるとされていました。このように、古代の麻酔薬としては植物が用いられており、紀元前１５００年頃のエジプトでもケシを原材料とするアヘンが麻酔薬として用いられていたといわれています。

植物ではなく、亜酸化窒素ガス（笑気ガス）やエーテルといった化学合成物を用いた近代麻酔の研究はアメリカが本家本元とされています。１７００年代後半に開発された亜酸化窒素ガスが初めて歯科治療に応用されたのは１８４４年、歯科医師ウェルズによるとされています。さらにその2年後の１８４６年には、歯科医師モートンが硫酸エーテル麻酔を用いて、痛みなく歯を抜くことを成功させ、歯科治療に化学合成物由来の麻酔薬を用いることが大きく広まりました。

その後、全身麻酔による抜歯の際に、時として起こる事故を防ぐために、局所麻酔法が考え出されました。１８５０年代後半にドイツのフリードリヒ・ゲードケがコカの葉よりコカインを発見すると、１８６０年代にコカインに局所麻酔作用があることが発見され、エーテル麻酔といった全身麻酔よりも操作が簡便であることから、瞬く間に世界中に広がりました。日本も例外にもれず、コカインは１８８５年に外来の奇薬として舶来し、局所麻酔薬として大変重宝されました。

ところが、コカインは大きな副作用として習慣性（慢性中毒）があるため、１９００年代初旬にコカインの代用薬としてプロカインが開発されました。さらにほぼ同時期に、末梢血管が引き締まって細くなる作用（血管収縮作用）を持つアドレナリンが発見され、この血管収縮作用を局所麻酔薬に応用するようになりました。すなわち、短時間の麻酔にはアドレナリンによる血管収縮作用が効果を発揮し、中～長時間作用効果のある麻酔薬には、アドレナリン含有のリドカイン塩酸塩が用いられるようになりました。

ここでは、歯科における麻酔の歴史をたどってみました。局所麻酔薬が開発されたのが１８００年代で、それまでは全身麻酔を使って抜歯をしていたのです。さらに、局所麻酔薬としてアドレナリンが用いられるのが１９００年代ですので、19世紀頃と比べるとずいぶんと麻酔薬が進歩していることがわかると思います。今では、中～長時間作用効果のあるアドレナリン含有のリドカイン塩酸塩が主に用いられている上に、注射の針も昔のものと比べると非常に細くなり、針先は刺したときに痛みが少ないシャープな形状になりました。また、注射針を刺したときの痛みをやわらげるため、歯肉の表面にぬり薬の麻酔剤を用いることも多くなっています。こうやって歯科における麻酔の歴史を考えてみると、今時の局所麻酔のときは針が一瞬「チクッ」とするくらいで、それほど痛くはありませんよね。

「むし歯の治療をする」歴史

歯科治療の起源は「歯痛」の処置に始まったと考えられています。紀元前2000年頃のバビロニアでは、歯痛は歯を食う虫「歯虫《はむし》」によって起きると考えられていました。そのため歯痛が起こったときには、紙に「歯虫祓《はらい》」の呪文を三度唱え、ヒヨス（ナス科の植物）の実や乳香《にゅうこう》（カンラン科の植物から採る樹脂で香になる）を混ぜたものをむし歯の穴に詰めて痛みを抑えるといった方法や、ヒヨスの実を用いた燻蒸《くんじょう》による殺虫的な方法が盛んに行われていました。

むし歯の穴に何かを詰めるという方法は、今の歯科治療でも当たり前のように行われています。しかしながら「歯虫」を追い出す燻蒸はまったくのインチキで、このような方法で歯痛が治まることは決してありません。ところがこの方法は、15世紀頃まで当たり前のように行われていました。

ヨーロッパの15～16世紀頃といえば、医学において人体の構造（骨格や筋肉など）といった解剖学の研究が進み、１５９０年には顕微鏡が作られたことで、人体の微細な構造の探究ができるようになった時代です。もちろん、歯の構造に関しても研究が進み、１５４３年に出版されたベルギーのベサリウスによる『人体の構造』に記された、歯の解剖学研究の中で、歯の神経である「歯髄」の存在が明らかとなりました。また同時期に、オランダのレーウェンフックは顕微鏡を使って、歯を形づくる組織の一つである象牙質の微細構造である「象牙細管《ぞうげさいかん》（象牙質の中に存在する細い管腔《かんくう》の構造）」の存在を明らかにしました。

歯科の治療技術も、それに呼応するかのように進歩し、むし歯の部分を取り除いた穴を金箔で埋める「金充填」が行われるようになりました。それにもかかわらず、「歯虫」の存在を信じる人々もなお多く存在し、デンマークの解剖学者ジャコバエンスは、歯から削り出したむし歯の部分から一匹の虫を発見し、これを水中に放つと、しばらく運動していたという報告があったぐらいでした。

この「歯虫説」に待ったをかけたのが、フランスの外科医ピエール・フォルシャールでした。18世紀になると、フォルシャールは自著『歯科外科医』（1728年）の中で、「この虫がむし歯の原因ではないので、仮に虫がいたとしても特別な配慮を払う必要はない」と記し、「歯虫説」を否定しました。さらに1757年に、牧師であったシャッフェルにより、ヒヨスの実を用いて「歯虫」を退散させる方法のインチキを実証しました。これらにより「歯虫説」は徐々に衰退していきました。

フォルシャールの提案したむし歯の処置方法は、痛みのあるような重症のむし歯の場合は、むし歯を削った穴に丁香油《ちょうこうゆ》（ユージノール）という歯髄の痛みを和らげる効果のある液体を浸した綿を詰め、４〜５日経過後に痛みがなければ鉛を詰める、痛みがあれば歯髄まで穴をあけて焼切る（焼灼《しょうしゃく》法）、というものでした。

19世紀に入ると、「歯虫説」は完全に衰退し、むし歯の新たな原因があらゆる方面から検討されるようになりました。そして、むし歯の原因が病理学や微生物学的な面から検討され、１８６７年頃に、ベルリン大学のレーベル（Leber）やロッテンシュタイン（Rottenstein）らにより、口の中の酸によりエナメル質等の硬組織が脱灰《だっかい》（カルシウムなどが溶け出すこと）され、そこから微生物が象牙質内に侵入するという化学論と微生物寄生論が唱えられました。そして、１９２４年には、その微生物はイギリスのＪ・キリアン・クラークによって「ミュータンス菌」であると発見されるところまでたどり着きました。

19世紀から20世紀にかけて、むし歯の原因が明らかとなっていくにつれて、むし歯治療の技術も急速に進歩し、現在でも用いられている術式や器具が多く開発されました。「歯髄」を除去した後に、空洞となった部分を埋めるのにガッタパーチャというゴムの一種が用いられるようになりました（写真5－1左）。また、むし歯を削った穴を清潔に保つラバーダム（歯に装着する薄いゴムのシート）が開発されたり、患者さんの口の型を取り口の外で金属の詰め物（インレー）作る技術が開発されました（写真5－1右）。また、現在ではあまり用いられていませんが、むし歯を削った穴を埋める材料として、これまでの金や鉛に代わってアマルガム（合金）が用いられたのもこの頃でした。

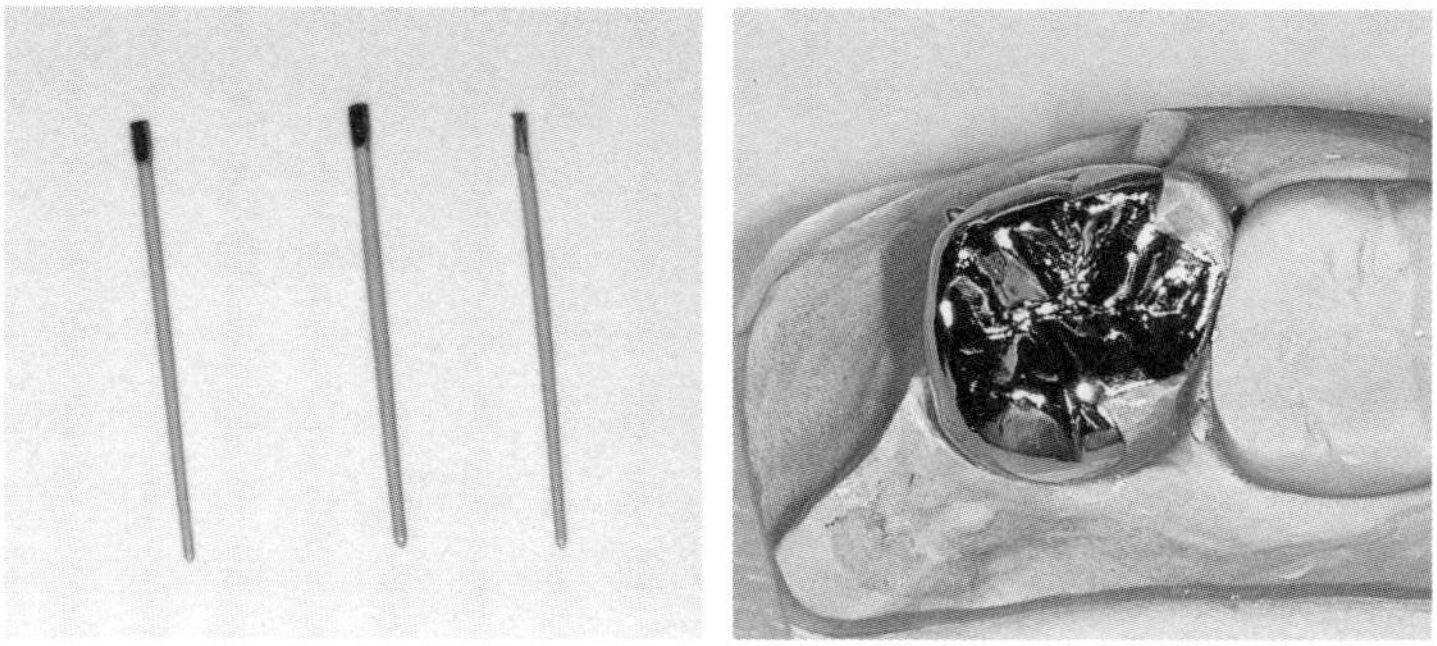

写真 5-1　ガッタパーチャ（左）と金属インレー（右）
現在の診療でも頻繁に用いられています。

「歯を抜く」歴史

今では、歯を抜くことは歯科医師が行う「外科的処置」として捉えられていますが、昔は、歯を抜くことは、歯抜き職人、大道香具師《だいどうやし》、低級の外科医、理髪外科医などによって行われていました。16世紀後半になると「外科医学」が確立し、歯を抜くことも外科処置の一つとして取り扱われ、少しずつ地位が向上していきますが、それでも正規の医学とは無縁な歯抜き屋たちや、詐欺まがいの香具師《やし》が横行していました。

もちろんその当時は、歯を抜くことに麻酔の導入は行われておらず、歯抜き屋が抜歯に使うおもな道具としては、歯をつかむ鉗子《かんし》（ペンチのようなもの）、挺子《ていし》（てこの原理で歯を持ち上げる器具）、それに加えて患者の悲鳴を消すためのトランペットやドラム等の大きな音が必要とされていました。正規の医学とは無縁で、親方から徒弟に伝えられていた、門外不出の秘伝的な技能に頼るものが大半であった抜歯を体系化した人物が、先述のピエール・フォルシャールでした。彼の自著『歯科外科医』による歯科医学の体系化と、口腔外科学への麻酔の導入、さらには抜歯器具の改良により、より快適で無痛の抜歯が行われるようになりました。

このように、古代から人は、昔も今も変わらず歯痛に悩まされてきました。その中で、苦痛なく効率よく歯を削り、歯を抜く方法が模索されてきました。その結果、麻酔の手法が昔より大幅に改良されて、無痛で処置を行うことが可能になったことで、患者さんは苦痛なく治療を受けることができるようになりました。さらにむし歯が進行する原因が明らかになるにつれて、「歯を削る・歯を抜く」といった歯科治療の技術的な部分も、昔と今を比べると、大きく進歩しました。

最近の歯科治療の進歩

むし歯の成り立ち、治療方法が確立されてくるにつれて、「いかにキレイに治すか」という審美性が求められるようになってきました。１９７０年代に入ると、むし歯を削った穴を詰める材料として、これまでのアマルガムのような銀色ではなく、歯の色に近いレジン（樹脂素材）が開発され、アマルガムにとって代わってむし歯の治療に用いられるようになりました。また最近では、「歯をなるべく抜かない」、「歯をあまり削らない」といった考え方が一般的となり、以前では抜歯するより仕方なかった歯が、歯を抜かずに保存できることも多くなってきました。

このように、歯科治療は日々進歩しています。昔の思い出がトラウマになって歯医者が億劫《おっくう》になっている方もおられると思いますが、一度、現在の歯科医院に行ってみてください。昔とは様変わりしているのがすぐにわかると思いますよ。

参考
長谷川正康『歯科の歴史おもしろ読本』クインテッセンス出版株式会社、１９９３年
笠原浩『入れ歯の文化史――最古の「人工臓器」』文春新書、２０００年
長崎県歯科医師会、歯の歴史博物館　http://www.nda.or.jp/study/history

2 歯学部附属病院の歴史と、そこで行われていること

これまでは、歯科治療のいま昔を説明してきました。次に、日本における歯科の大学病院の誕生から、現在大学病院が行っていることを見ていくことにしましょう。

歯学部附属病院の歯医者さん

お医者さんの大学病院（大学の医学部に併設されている病院のこと）があるのはご存知だと思いますが、歯医者さんにも大学病院があることはあまり知られていないかもしれません。日本には、国立大学が11校、公立大

学が1校、私立大学が17校と合計29校の「歯学部を持つ大学」があり、これらすべての大学が、歯科医療の実践・研究・教育を行う大学病院を持っています。最も古い歯科大学は日本歯科大学で、明治40年（1907年）に、公立私立歯科医学校指定規則に基づく、我が国最初の歯科医学校として創立されました。

では、歯学部附属の大学病院とは、どのようなことを行っているところでしょうか？　皆さんは、大学病院というと「敷居が高い」、「何か専門的な治療を行っている」、などのイメージをお持ちかと思います。もちろん、皆さんの想像しているように、専門的な治療や、お近くの歯医者さんから紹介されたような難しい治療を行うこともありますが、多くの場合は、お近くの歯医者さんと同じように一般的な歯の治療も行っています。また、歯学部に所属する学生さんの指導や、若手の歯医者さん（研修歯科医）の指導といった臨床教育や、新しい予防法・診断法・治療法の開発などの研究活動を行っています。

それでは、ここからは筆者らの所属している大阪大学歯学部ならびに大阪大学歯学部附属病院の「歴史」と「今していること」を一つの例に、歯学部附属の大学病院について見ていきましょう。

日本の大学歯学部と大阪大学歯学部の誕生

太平洋戦争終戦時には、大学での歯科教育はなく、旧制歯科医学専門学校が歯科医師を養成していました。官立は現在の東京医科歯科大学の前身の東京医学歯学専門学校のみでした。その後、東京医学歯学専門学校には昭和21年（１９４６年）に医学科を設置し、（旧制）東京医科歯科大学となり、昭和26年（１９５１年）に（新制）東京医科歯科大学となり歯学部歯学科が設置され、歯学部が初めて設立された国立大学となりました。この時期には私立の旧制歯科医学専門学校からも、新制大学の歯学部が生まれました。

大阪大学に、歯学部を新たに創ろうとする動きは、大正９年（１９２０年）大阪大学医学部の前身である[注*]大阪医科大学から起こりました。

大正15年（１９２６年）には大阪医科大学に歯科学教室を設置し、昭和７年（１９３２年）には歯科学講座へと格上げされました。戦後になり、耳鼻科から歯科に移った弓倉繁家《ゆみくらしげいえ》先生（後の初代歯学部長）を中心に、歯科を医学の１分野にレベルアップさせなければという動きが盛んになりました。そして、昭和26年（１９５１年）に文部省から歯学部設立の認可が下りると、医学部より分離独立し、１学年の定員30名の国立総合大学においては、日本で初めての歯学部が創設されました。

昭和28年（１９５３年）には保存科、口腔治療科、口腔外科、第一補綴《ほてつ》科、第二補綴科、矯正科、口腔衛生科の７診療科、27病床をもつ西日本で最初の国立大学歯学部附属病院が大阪中之島に発足し、初代病院長には渡《わた》辺《なべ》悌《やすし》教授が就任しました。

注＊　明治12年に（1879年）現在の大阪市北区中之島に開院した大阪公立病院に、明治13年設立の府立大阪医学校を前身として設立された大阪医科大学は、昭和６年（1931年）に大阪帝国大学に移管されました。大阪帝国大学は、昭和22年（1947年）に国立大阪大学と改称しています。

中之島キャンパス時代の歯学部附属病院

昭和28年（１９５３年）の発足以降、それまでの7診療科に加えて、昭和30年（１９５５年）に第二口腔外科、昭和47年（１９７２年）に歯科放射線科、昭和50年（１９７５年）に小児歯科、昭和57年（１９８２年）に歯科麻酔科がそれぞれ設置され、昭和58年の吹田キャンパスへの移転前には、合計で11診療科となっていました。また、発足当初の27病床も、昭和41年に40床に増床されました。

＊

現在の吹田キャンパスでの歯学部附属病院（写真５－２）

昭和58年（１９８３年）夏、歯学部附属病院は中之島キャンパスから吹田キャンパスへと移転しました。大阪大学歯学部は平成12年（２０００年）の大学院重点化に

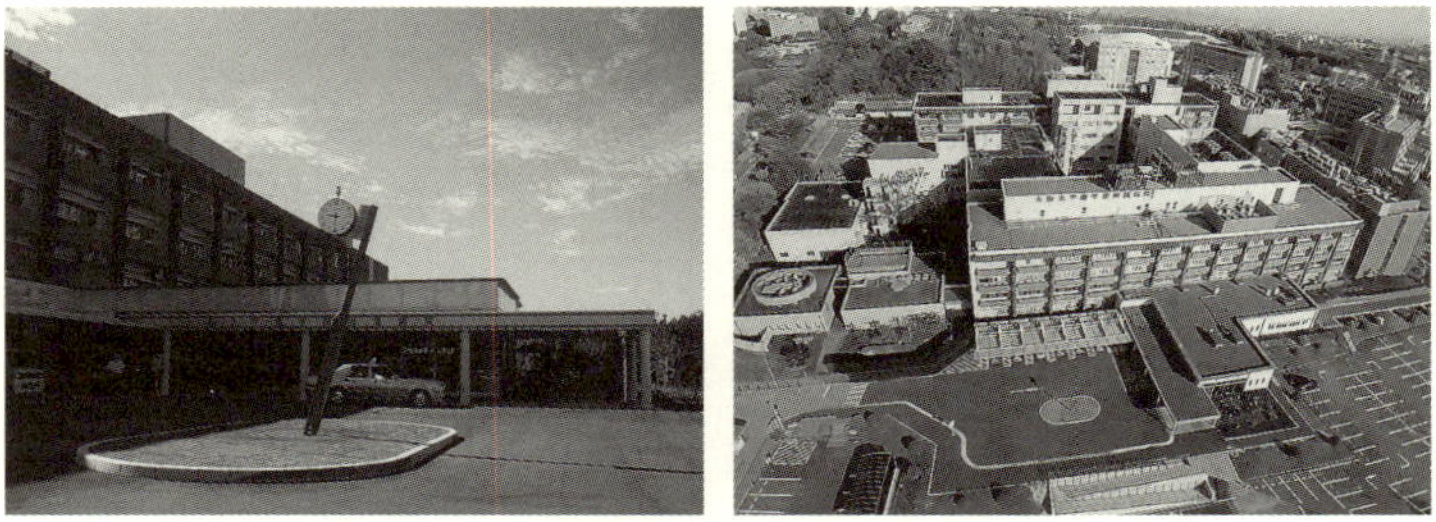

写真 5-2　現在の大阪大学歯学部附属病院
左が正面玄関、右が空撮です。

伴い大学院大学となり、大阪大学歯学部附属病院も日本で唯一の総合大学における歯学部附属病院になりました。

多様化するニーズとグローバル化への対応

平成13年（２００１年）、大阪大学歯学部附属病院では診療体系を患者さん中心の治療の効率化を図るために、これまでの11診療科体制から3診療科体制（歯疾制御系科《ししつせいぎょけい》、咬合《こうごう》・咀嚼《そしゃく》障害系科、口顎病態系科《こうかくびょうたいけい》）に再編されました。平成19年（２００７年）には「一般歯科総合診療センター」が完成し、これまで専門の診療科で行われてきた治療の一部が、一つの診療科で行われるようになり、ますます患者さんの治療の効率化が図られました。患者さんへの診療の効率化を図る一方で、高度に専門性を持った歯科治療の拡充も盛んに行われてきました。

平成22年（２０１０年）には「近未来歯科医療センター」が開設され、

一般の診療室とは隔離された、よりクリーンな空間で治療を提供できるようになりました。こちらでは、インプラント治療に伴う外科的手術、歯周組織再生療法などの歯周病の外科的な手術、歯の神経の病気に対する外科的な治療、歯の再植や移植といった、清潔領域が必要とされるような外科的な治療が盛んに行われています（写真５－３）。また、先進的な歯科医療の開発を目指した臨床研究の場にもなっています。

平成26年（２０１４年）に、妊婦さんや妊娠予定の女性の方に、妊娠中の口の中のことや、生まれてくるお子さんの口

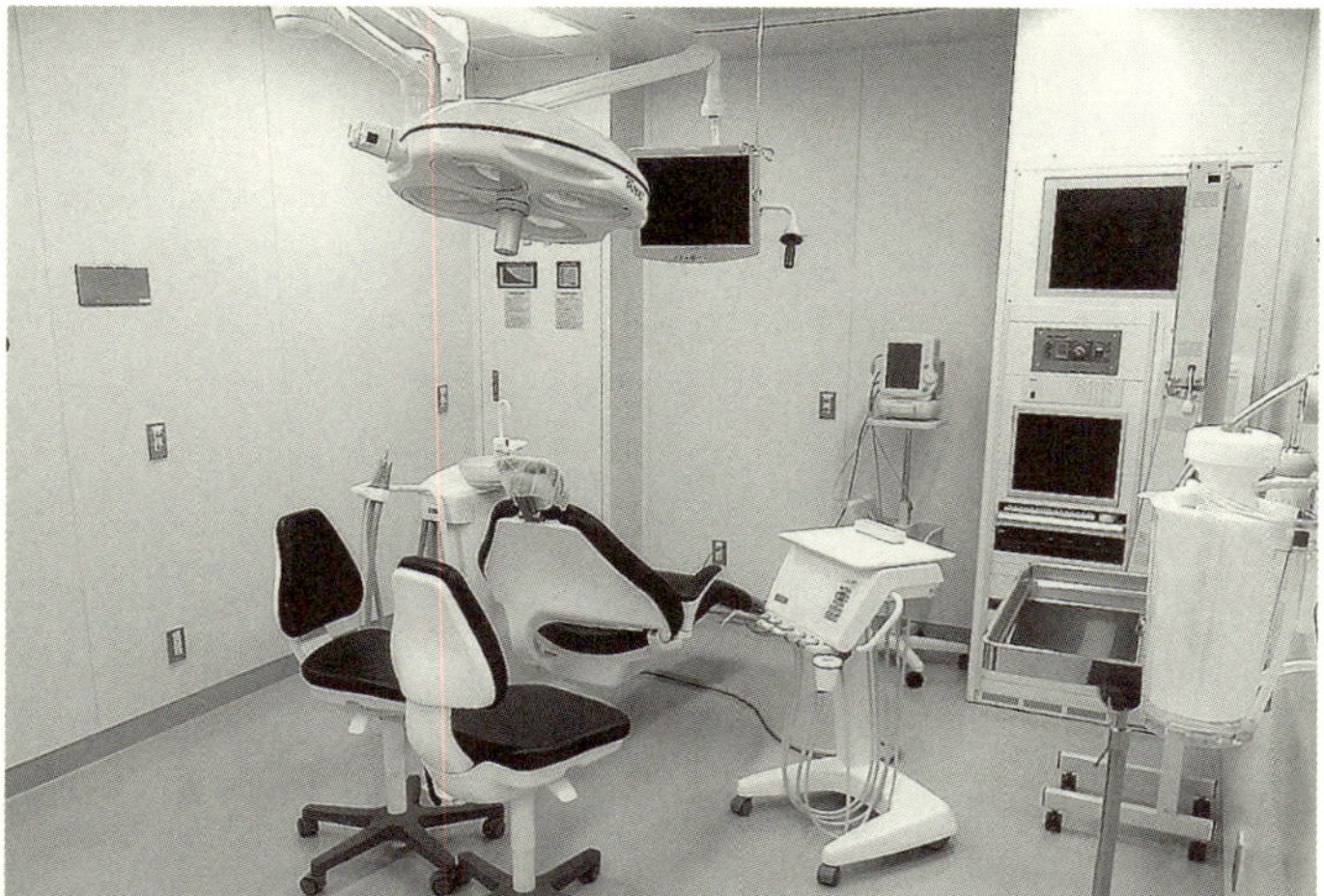

写真 5-3　近未来歯科医療センター

の中のことなどの相談窓口として、小児歯科「マタニティ歯科外来」が開設され、平成27年（2015年）には、口唇裂《こうしんれつ》・口蓋裂《こうがいれつ》という我が国では500〜600人に1人という割合で発生する口腔に関する先天的な疾患をもつ患者さんや、その他顔面に先天性疾患《せんてんせいしっかん》のある患者さんを対象とした「口唇裂《こうしんれつ》・口蓋裂《こうがいれつ》・口腔顔面成育治療《こうくうがんめんせいいくちりょう》センター」が開設されました（写真5－4）。このセンターでは、細かく分かれた多くの診療科の専門医が集い、患者さんの、時にはそのご家族のサポートを生涯にわたって行っています。

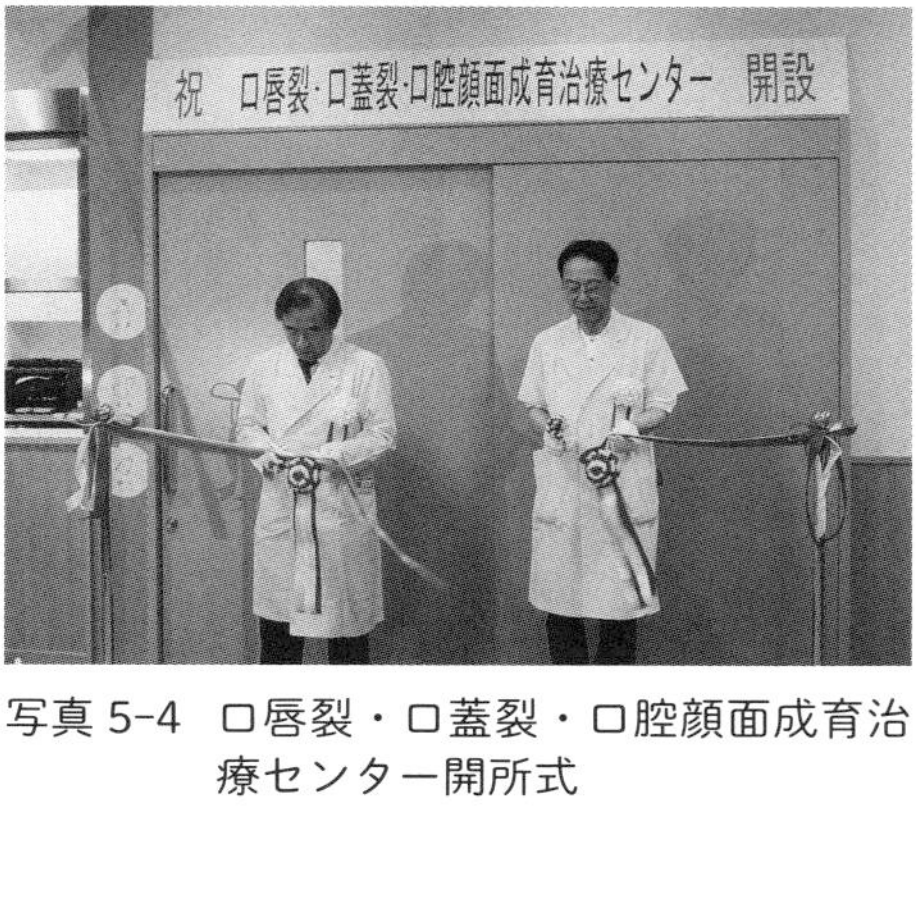

写真 5-4　口唇裂・口蓋裂・口腔顔面成育治療センター開所式

さらには、近年盛んにメディアを中心に、声高に叫ばれているグローバル化への対応も行っています。大阪大学歯学部附属病院で行っている高度な先進歯科医療は、国内のみならず海外においても高く評価されています。

そのため、当院で歯科の臨床を勉強したいと希望する外国人歯科医師がたくさんいます。また、さまざまな理由から、海外歯科医療機関と相互に患者さんを紹介する機会も増えてきています。

そこで、海外歯科医療機関との相互の患者紹介、外国人歯科医師の多様な学習ニーズに対応できる臨床研修の提供、外国の歯科医療機関と共同で実施する臨床研究の推進などに対して、大阪大学歯学部附属病院全体として取り組む体制として、平成27年（２０１５年）に「国際歯科医療センター」が始動しました（写真５－５）。今後は、こういった体制を一層整備し、当院を受診されている患者さんが、海外に転勤しなくてはならなくなったときにも、速やかに現地の医療機関を紹介できるようにしていきたいと考えています。

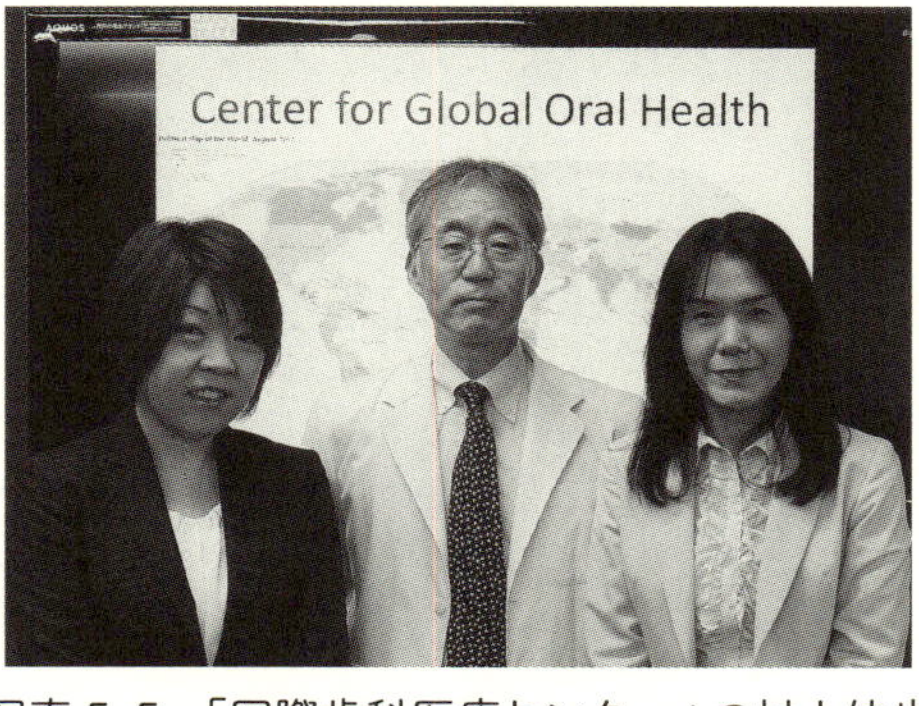

写真 5–5　「国際歯科医療センター」の村上伸也センター長（当時）とスタッフ

歯学部附属病院で行われていること

たとえば、「私たちは、生命歯学を通じて、健康な喜びをともにつくります」（日本歯科大学附属病院）や「優れた医療人の育成に努め、患者さん一人ひとりにあった最高水準の歯科医療を提供します」（東京医科歯科大学歯学部附属病院）といった具合に、それぞれの歯学部附属病院が、特徴のある「病院の理念」を持っています。

では、大阪大学歯学部附属病院の場合はどうでしょうか。大阪大学歯学部附属病院の基本理念は「診療を通じて口腔医学の教育と研究を推進し、口腔医療の発展に貢献する」ことです。この基本理念のもと、大学病院として3つの使命と役割を担っています。

1．地域の中核病院として口腔に関する専門医療の提供（医療提供機能）

地域の中核病院としての専門外来・高度先端医療の充実、医療情報ネットワークの構築を行うと同時に、社会的弱者の立場の患者さんや全身的な配慮の必要な患者さんの治療などを介して社会貢献に寄与し、インフォームドコンセントに基づいた安全で、安心できる医療を提供するように努めています。

2. 将来の口腔医療を担う医療従事者の育成（教育研修機能）

臨床教育と臨床研修の充実、ならびに研修実績評価システムの構築を行い、次代を担う歯科医療従事者の育成に努めています。

3. 臨床歯科医学の発展を推進し、医療技術の水準の向上に貢献（研究開発機能）

むし歯や歯周病などの治療法・予防法の開発、口の中の腫瘍や口唇裂・口蓋裂などの診断と治療法の開発、摂食《せっしょく》・咀嚼《そしゃく》・嚥下《えんげ》・発音などの口腔機能障害に関する研究と治療法の開発など、さまざまな臨床医学の発展と医療技術の水準の向上に努めています。

これらを柱に、患者さん中心の、安全で信頼される口腔医療の提供、口腔医療人の育成、口腔医学・口腔医療の新たな発展に全力を注いでいます。

また最近では、平成26年（２０１４年）に大阪大学は、ガンバ大阪とスポーツ医学や健康指導などをもとにしたフレンドシップ協定を結びました。同年９月に、そのフレンドシップ協定を記念した展示会の除幕式が大阪大学歯学部附属病院にて行われました。展示台には、ガンバ大阪の遠藤保仁選手のサイン入りユニフォームや、天皇杯・Ｊリーグで使われたサッカーボールが置かれ、歯科医療を通じた地域との連携のみならず、文化交流を通じた地域との連携も活発に行われています（写真５－６）。

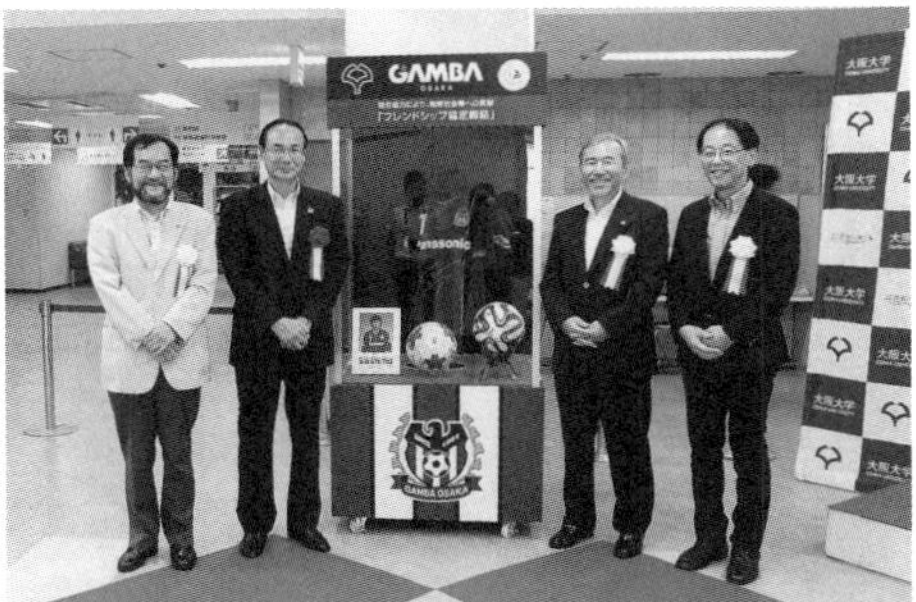

写真 5-6　ガンバ大阪とのフレンドシップ協定

チェックポイント

- 歯科治療の起源は（　　）の処置に始まったと考えられている。
- 18世紀までむし歯は（　　）の仕業だと信じられていた。
- 大学の歯学部病院では、重症患者以外は診察を受けられない。　○　×
- 歯医者さん以外は充填、補綴、矯正の治療をできない。　○　×

（答え）歯痛、歯虫、×、○

参考
日本歯科大学　http://www.ndu.ac.jp/index.html
大阪大学歯学部附属病院　http://hospital.dent.osaka-u.ac.jp/index.html
日本歯科大学附属病院　http://dent-hosp.ndu.ac.jp/nduhosp/index.html
東京医科歯科大学歯学部附属病院　http://www.tmd.ac.jp/index.html

あとがきにかえて

「一般の方向けに、歯周病に関する本を執筆しませんか？」

という一通のメールが、大阪大学出版会のＫ嬢から突如届いたのは、豊中市市民公開講座の少し前、２０１２年11月のことでした。

「その手の本は、もう沢山出版されてるでしょう。そもそも、そんなにニーズもないのでは？」

と、逃げ腰の私。

「正しい情報を、分かりやすく伝えようとしている本は、そんなにないと思います」

と、Ｋ嬢。

「実際に、手に取って、内容を見てみた？　そんなことないと思うけどなあ」

と、さらに逃げの一手を打とうとする私。

「いいえ、私の納得のいくような本はありませんでした。大阪大学歯学部附属病院の先生が書いた本の内容なら間違いないはずです」

と、きっぱり言い切るK嬢。

そもそも何か執筆するといえば、学術論文か教科書ぐらいしか経験がなく、一般の方向けの本を書いた経験に関しては皆無の私。やはりお引き受けするべきではないのではと、随分と逡巡しましたが、最後はK嬢の勢いに押されるようにお引き受けすることになりました。でも、一度お引き受けするとなったからには、まず分かりやすいこと、できれば、読んで面白かったと言ってもらえること、を目指そうと思いました。

時間的制約もあり、とても私一人で執筆できるとも思えませんでしたので、信頼のおける私の教室のスタッフに執筆協力を仰ぐことにしました。それぞれの個性が溢れる素晴らしい文書が脱稿されましたが、本としての統一感が出るようにと、校正の段階で、ある程度の加筆修正を行いました。K嬢はといえば、もっと歯周病のこと、歯周治療のことを学びたいと、私の受け持ち患者さんの一人になって、歯周治療と定期検診を自ら経験されました。その経験は、きっと本書の編集作業に活かされたと確信しています。

易しく正しい内容をお伝えしようとの方針で、皆で執筆いたしましたが、最終の校正段階で全体を何度か読み直してみると、項目によっては、理屈っぽい内容に仕上がってしまったような感想を持ちました。また、歯科医と一般の方々の会話を最初の部分に取り入れて、読者の方々に親しみを覚えていただこうと思ったのですが、その関西弁も、普段の会話を考えると、十分にはじけきっていないようですね。やはり、最後は大阪大学の教員らしい真面目さが出てしまったということでしょうか。

また、通して読んでみると、項目によっては、口の健康を守る仕事に携わっておられる方々にお読みいただきたい、ご理解いただきたい程度の深い内容になっているところもありました。でも、大切な情報ですので、ほんの少し頑張っていただいて、多くの方々に読破していただきたいと思います。

本書がきっかけとなって、多くの方々に歯周病に関する正しい知識を身につけていただき、そして口の健康に一層興味を持っていただくことで、生涯ご自身の歯でお過ごしいただけることを強く念じております。本書を手にとっていただき、本当にありがとうございました。

村上伸也

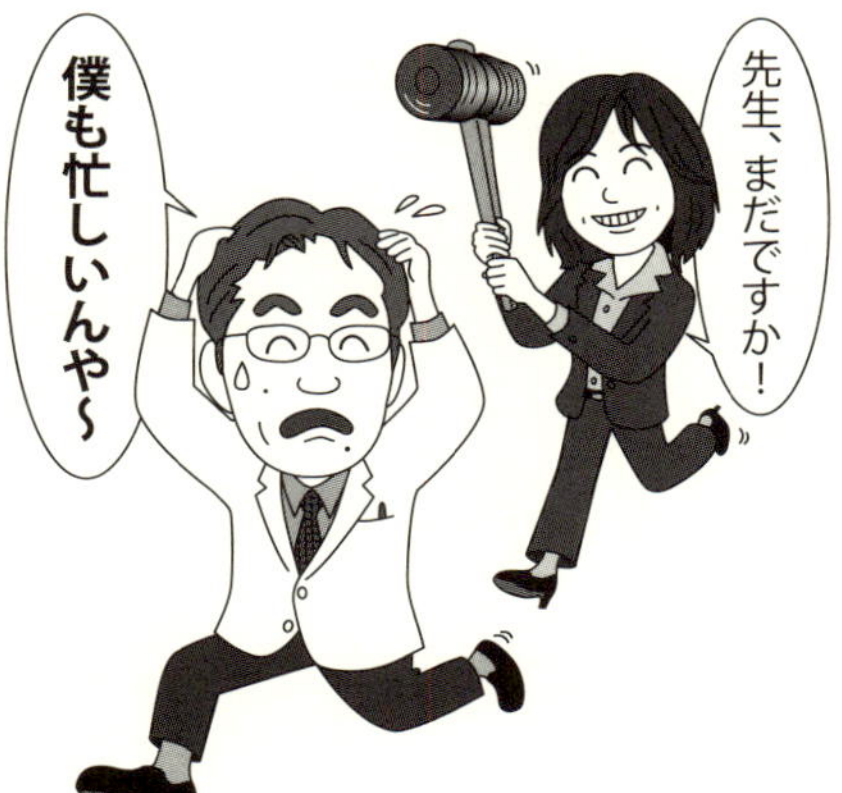

著者紹介

●編著
村上　伸也（むらかみ・しんや）教授
●執筆者（五十音順）
北垣次郎太（きたがき・じろうた）助教
北村　正博（きたむら・まさひろ）准教授
竹立　匡秀（たけだち・まさひで）助教
野崎　剛徳（のざき・たけのり）助教
藤原　千春（ふじはら・ちはる）特任助教
山下　元三（やました・もとぞう）助教
山田　聡（やまだ・さとる）講師
柳田　学（やなぎた・まなぶ）助教

本書は、大阪大学歯学部附属病院 歯周科・口腔治療科に所属する右記の歯科医師により執筆され、村上伸也教授により編集されました。なお、職位は刊行時のものです。

村上　伸也（むらかみ・しんや）

大阪大学歯学部附属病院・病院長、口腔治療・歯周科科長。

歯学博士。日本歯周病学会、日本歯科保存学会、専門医・指導医。

専門は、歯周病の病態解析、歯周病の病態診断、歯周組織再生機構の解析、歯根膜組織の網羅的遺伝子解析。大阪大学歯学部、歯学研究科修了後、アメリカ国立衛生研究所（NIH）研究員。大阪大学歯学部助手、大学院歯学研究科助教授を経て2002年から大阪大学大学院歯学研究科教授。2008年から大阪大学歯学部附属病院・副病院長を経て2016年より同病院長。

1998年に国際歯科研究学会Anthony Rizzo Award、2009年に米国歯周病学会R. Earl Robinson Regeneration Award、2013年に国際歯科研究学会Distinguished Scientist Award（Basic Research in Periodontal Disease Award）などを受賞。

著書に『臨床歯周病学第２版』医歯薬出版（2013）、『ビジュアル　歯周病を科学する』クインテッセンス出版（2012）などがある。

阪大リーブル61

歯周病なんか怖くない
―歯学部教授が書いたやさしい歯と歯ぐきの本―

発行日　2017年11月８日　初版第１刷　〔検印廃止〕
　　　　2018年２月９日　初版第２刷

編　者　村上伸也

発行所　大阪大学出版会
　　　　代表者　三成賢次
　　　　〒565-0871
　　　　大阪府吹田市山田丘2-7　大阪大学ウエストフロント
　　　　電話：06-6877-1614（代表）　FAX：06-6877-1617
　　　　URL　http://www.osaka-up.or.jp

カバー・中扉デザイン、イラスト　越智裕子（©Ochi）

印刷・製本　株式会社 遊文舎

ISBN 978-4-87259-442-3　C0077

HANDAI Live

阪大リーブル

001 ピアノはいつピアノになったか？（付録CD「歴史的ピアノの音」） 伊東信宏 編 定価 本体1700円+税

002 日本文学　二重の顔 〈成る〉ことの詩学へ 荒木浩 著 定価 本体2000円+税

003 超高齢社会は高齢者が支える 年齢差別《エイジズム》を超えて創造的老い《プロダクティブ・エイジング》へ 藤田綾子 著 定価 本体1600円+税

004 ドイツ文化史への招待 芸術と社会のあいだ 三谷研爾 編 定価 本体2000円+税

005 猫に紅茶を 生活に刻まれたオーストラリアの歴史 藤川隆男 著 定価 本体1700円+税

006 失われた風景を求めて 災害と復興、そして景観 鳴海邦碩・小浦久子 著 定価 本体1800円+税

007 医学がヒーローであった頃 ポリオとの闘いにみるアメリカと日本 小野啓郎 著 定価 本体1700円+税

008 歴史学のフロンティア 地域から問い直す国民国家史観 秋田茂・桃木至朗 編 定価 本体2000円+税

009 懐徳堂 墨の道　印の宇宙 懐徳堂の美と学問 湯浅邦弘 著 定価 本体1700円+税

010 ロシア　祈りの大地 津久井定雄・有宗昌子 編 定価 本体2100円+税

011 懐徳堂 江戸時代の親孝行 湯浅邦弘 編著 定価 本体1800円+税

012 能苑逍遥(上) 世阿弥を歩く 天野文雄 著 定価 本体2100円+税

013 わかる歴史・面白い歴史・役に立つ歴史 歴史学と歴史教育の再生をめざして 桃木至朗 著 定価 本体2000円+税

014 芸術と福祉 アーティストとしての人間 藤田治彦 編 定価 本体2200円+税

015 主婦になったパリのブルジョワ女性たち 一〇〇年前の新聞・雑誌から読み解く 松田祐子 著 定価 本体2100円+税

016 医療技術と器具の社会史 聴診器と顕微鏡をめぐる文化 山中浩司 著 定価 本体2200円+税

017 能苑逍遥(中) 能という演劇を歩く 天野文雄 著 定価 本体2100円+税

018 太陽光が育くむ地球のエネルギー 光合成から光発電へ 濱川圭弘・太和田善久 編著 定価 本体1600円+税

019 能苑逍遥(下) 能の歴史を歩く 天野文雄 著 定価 本体2100円+税

020 懐徳堂 市民大学の誕生 大坂学問所懐徳堂の再興 竹田健二 著 定価 本体2000円+税

021 古代語の謎を解く 蜂矢真郷 著 定価 本体2300円+税

022 地球人として誇れる日本をめざして 日米関係からの洞察と提言 松田武 著 定価 本体1800円+税

023 フランス表象文化史 美のモニュメント 和田章男 著 定価 本体2000円+税

024 懐徳堂 漢学と洋学 伝統と新知識のはざまで 岸田知子 著 定価 本体1700円+税

025 ベルリン・歴史の旅 都市空間に刻まれた変容の歴史 平田達治 著 定価 本体2200円+税

026 下痢、ストレスは腸にくる 石蔵文信 著 定価 本体1300円+税

027 セルフメディケーションのための くすりの話 那須正夫 著 定価 本体1100円+税

028 格差をこえる学校づくり 関西の挑戦 志水宏吉 編 定価 本体2000円+税

029 リン資源枯渇危機とはなにか リンはいのちの元素 大竹久夫 編著 定価 本体1700円+税

030 実況《ライブ》・料理生物学 小倉明彦 著 定価 本体1700円+税

031 夫 源 病
こんなアタシに誰がした
石蔵文信 著
定価 本体1300円+税

032 ああ、誰がシャガールを理解したでしょうか？
二つの世界間を生き延びたイディッシュ文化の末裔
圀府寺司 編著
CD付
定価 本体2000円+税

033 懐徳堂
懐徳堂ゆかりの絵画
奥平俊六 編著
定価 本体2000円+税

034 試練と成熟
自己変容の哲学
中岡成文 著
定価 本体1900円+税

035 ひとり親家庭を支援するために
その現実から支援策を学ぶ
神原文子 編著
定価 本体1900円+税

036 知財インテリジェンス
知識経済社会を生き抜く基本教養
玉井誠一郎 著
定価 本体2000円+税

037 幕末鼓笛隊
土着化する西洋音楽
奥中康人 著
定価 本体1900円+税

038 ヨーゼフ・ラスカと宝塚交響楽団
（付録ＣＤ「ヨーゼフ・ラスカの音楽」）
根岸一美 著
定価 本体2000円+税

039 上田秋成
絆としての文芸
飯倉洋一 著
定価 本体2000円+税

040 フランス児童文学のファンタジー
石澤小枝子・高岡厚子・竹田順子 著
定価 本体2200円+税

041 東アジア新世紀
リゾーム型システムの生成
河森正人 著
定価 本体1900円+税

042 芸術と脳
絵画と文学、時間と空間の脳科学
近藤寿人 編
定価 本体2200円+税

043 グローバル社会のコミュニティ防災
多文化共生のさきに
吉富志津代 著
定価 本体1700円+税

044 グローバルヒストリーと帝国
秋田茂・桃木至朗 編
定価 本体2100円+税

045 屏風をひらくとき
どこからでも読める日本絵画史入門
奥平俊六 著
定価 本体2100円+税

046 アメリカ文化のサプリメント
多面国家のイメージと現実
森岡裕一 著
定価 本体2100円+税

047 ヘラクレスは繰り返し現われる
夢と不安のギリシア神話
内田次信 著
定価 本体1800円+税

048 アーカイブ・ボランティア
国内の被災地で、そして海外の難民資料を
大西 愛 編
定価 本体1700円+税

049 サッカーボールひとつで社会を変える
スポーツを通じた社会開発の現場から
岡田千あき 著
定価 本体2000円+税

050 女たちの満洲
多民族空間を生きて
生田美智子 編
定価 本体2100円+税

051 隕石でわかる宇宙惑星科学
松田准一 著
定価 本体1600円+税

052 むかしの家に学ぶ
登録文化財からの発信
畑田耕一 編著
定価 本体1600円+税

053 奇想天外だから史実
天神伝承を読み解く
髙島幸次 著
定価 本体1800円+税

054 とまどう男たち―生き方編
伊藤公雄・山中浩司 編著
定価 本体1600円+税

055 とまどう男たち―死に方編
大村英昭・山中浩司 編著
定価 本体1500円+税

056 グローバルヒストリーと戦争
秋田茂・桃木至朗 編著
定価 本体2300円+税

057 世阿弥を学び、世阿弥に学ぶ
大槻文藏監修 天野文雄 編集
定価 本体2300円+税

058 古代語の謎を解く Ⅱ
蜂矢真郷 著
定価 本体2100円+税

059 地震・火山や生物でわかる地球の科学
松田准一 著
定価 本体1600円+税

060 こう読めば面白い！ フランス流日本文学
―子規から太宰まで―
柏木隆雄 著
定価 本体2100円+税

061
歯周病なんか怖くない
歯学部教授が書いたやさしい歯と歯ぐきの本
村上伸也 編
定価 本体1300円+税

062
みんなの体をまもる免疫学のはなし
対話で学ぶ役立つ講義
坂野上淳 著
定価 本体1600円+税

（四六判並製カバー装。定価は本体価格＋税。以下続刊）